Lomba

Gymnastik für die Wirbelsäule

Gymnastik für die Wirbelsäule

Praktische Übungen für jeden Tag

Von Juan Antonio Lomba

Mit 68 Abbildungen

2., erweiterte Auflage

HAUG

Karl F. Haug Verlag · Heidelberg

Die Deutsche Bibliothek – CIP-Einheitsaufnahme

Lomba, Juan Antonio:
Gymnastik für die Wirbelsäule : praktische Übungen für jeden Tag / von Juan Antonio Lomba – 2., erw. Aufl. – Heidelberg : Haug, 1995

(Bewegung, Entspannung, Massage)
ISBN 3-7760-1455-5

Produkthaftungsausschluß:
Alle in diesem Buch enthaltenen Angaben, Daten, Ergebnisse usw. wurden vom Autor nach bestem Wissen erstellt und von ihm und dem Verlag mit größtmöglicher Sorgfalt überprüft. Gleichwohl sind inhaltliche Fehler nicht vollständig auszuschließen. Daher erfolgen die Angaben usw. ohne jegliche Verpflichtung oder Garantie des Verlages oder Autors. Beide üben deshalb keinerlei Verantwortung oder Haftung für etwaige inhaltliche Unrichtigkeiten.

2. Auflage 1995

Titel-Nr. 2455 · ISBN 3-7760-1455-5

Umschlaggestaltung: Manfred Eickhoff, 67346 Speyer

Zeichnungen: Adrian Cornford, 64354 Reinheim-Zeilhard

Gesamtherstellung: Progressdruck GmbH, 67346 Speyer

Inhalt

Geleitwort

Die grundlegenden Veränderungen der Lebensweise des einzelnen Menschen und der Familie im Gefolge der Technisierung, Rationalisierung, Automatisierung wie auch die vermehrten Leistungsanforderungen in einer Industriegesellschaft, der Zusammenballung großer Bevölkerungsteile in eng umgrenzten Wohn- und Lebensräumen, haben sich nicht immer zum Segen und gesundheitlichen Wohlbefinden des Menschen ausgewirkt. Charakteristisch ist zum Beispiel der Rückgang körperlicher Schwerstarbeit, hingegen aber die zunehmende freiwillige, oft aber auch erzwungene Bewegungsarmut. Neben einer Fehlernährung (hier vor allem das Übergewicht), dem Nikotin- und Alkoholmißbrauch, den vermehrten Streßbelastungen (der Herzinfarkt hat sich inzwischen zu einer Volksseuche ausgeweitet), ist gleichfalls eine vermehrte Zunahme von Haltungsschäden zu konstatieren. Im Bereich der Wirbelsäulenerkrankungen, wie z. B. die Kyphose und Lordose, die bereits im Kindesalter anzutreffen ist, leiden viele Menschen unter Schädigungen der Bandscheibe.

Diesen zu begegnen, ist eine vordringliche wie auch notwendige gesundheitserzieherische Maßnahme. Insofern erfüllt das vorliegende Buch einen guten Zweck, vor allem deshalb, weil gezielte und prophylaktische Maßnahmen gegen degenerative Wirbelsäulenveränderungen so gut wie unbekannt sind. Auf der Grundlage jahrelanger krankengymnastischer Erfahrungen werden konstruktive Hilfen angeboten, die durch die sehr lebendige und anschauliche Illustration von jung und alt leicht nachzuvollziehen sind.

Es bleibt zu wünschen, daß dieses Werk eine weite Verbreitung findet und sich zum gesundheitlichen Wohlergehen des einzelnen erweist.

Die täglichen Übungen, sei es bereits am frühen Morgen oder im Tagesverlauf, vor allem bei längerem Sitzen in der Schule, am Arbeitsplatz, beim Autofahren usw., lassen sich ohne allzugroßen Zeitaufwand leicht in den Tagesablauf einbeziehen. Durch die Auflockerung und Entspannung sind sie sicherlich auch dazu angetan, die Lebensfreude zu steigern.

Prof. Dr. *Walter Bachmann*

Vorwort

Als ich vor einigen Jahren den Vorläufer zu diesem Buch schrieb („Heilgymnastik für die Wirbelsäule, Institut für Heil- und Sonderpädagogik, Gießen 1985), wollte ich den Kursteilnehmern der Volkshochschule und den Patienten meiner eigenen Praxis einen Leitfaden für die täglichen Übungen geben.

Dieses jetzt vorliegende, neue Buch gibt mir Gelegenheit, die bewährte Übungsreihe zu erweitern. Neu aufgenommen wurden Übungen für eine richtige Haltung beim Radfahren und Schwimmen für Wirbelsäulen-Patienten sowie Übungen für Autofahrer.

Kurz nach Erscheinen wurde damals das Übungsbuch ins Spanische übersetzt, und auch in Spanien fand es eine rasche Verbreitung.

Auch das neue Buch bringt eine begrenzte Auswahl einfacher Bewegungsübungen und ist so gehalten, daß diese auch ohne medizinische Vorkenntnisse verstanden werden können.

Wie wichtig es ist, vorzubeugen und etwas für die Wirbelsäule zu tun, zeigen uns statistische Daten unserer Krankenkassen. Fast jede Krankschreibung und jeder zweite vorzeitig gestellte Rentenantrag enthält die Diagnose: Wirbelsäulenschaden. Ein Kreuz mit dem Kreuz!

Die Anstrengungen der letzten zehn Jahre in Amerika und Europa zur Vorbeugung von Rückenleiden zeigen, welche Bedeutung der Stärkung der Rücken- und Bauchmuskulatur zukommt. Für einen stabilen Rücken ist daher auch immer eine kräftige Bauchmuskulatur erforderlich. Es sind dabei sogar neue Begriffe entstanden, z. B. „orthopädische Rückenschule."

Bei vorhandenen Beschwerden ist immer eine ärztliche Kontrolle notwendig. Maßnahmen der Homöopathie, Akupunktur, Chiropraktik oder Massagen sind oft sehr wirkungsvoll.

Mögen viele Menschen wieder Spaß finden an den täglichen Übungen zur Gesunderhaltung der Wirbelsäule.

J. A. Lomba

Vorwort zur 2. Auflage

Für diese Neuauflage habe ich mein bewährtes Buch mit neuen Hinweisen ergänzt. Sie sollen dazu dienen, Haltungsfehler im täglichen Leben vermeiden zu helfen.

Die vorliegende Neuauflage möchte ihren Beitrag zur Linderung bzw. Vermeidung von Rückenbeschwerden leisten, die heute leider immer häufiger auftreten und zu einer sich durch alle Altersgruppen ziehenden Volkskrankheit geworden sind.

Patienten mit bereits geschädigter Wirbelsäule sollen durch die Wirbelsäulengymnastik ihre Bewegungsfähigkeit erhöhen und schonende Bewegungsabläufe erlernen.

Gezielte therapeutische Maßnahmen durch den Physiotherapeuten sollen und können dadurch natürlich nicht ersetzt werden. Es ist aber Ziel dieses Buches, daß der medizinische Laie hier ein rückengerechtes Verhalten und rückengerechte Bewegungsabläufe erlernen kann.

Patienten, die bereits Rückenschulen besucht haben, können das Erlernte auffrischen und neu trainieren.

Möge dieses Buch vielen Menschen zur Gesunderhaltung und Beweglichkeit ihrer Wirbelsäule dienen und so ihre tägliche Lebensfreude steigern.

Lüdenscheid, im Januar 1995 *Juan Antonio Lomba*

Danksagung

Ein besonderer Dank gebührt meiner langjährigen Mitarbeiterin, Frau *Brigitte Schulz,* Physiotherapeutin und Yogalehrerin, die in meinem Sinne die Übungen mit viel Liebe an die Kursteilnehmer der VHS weitergibt.

Ebenso bedanke ich mich bei meinen ehemaligen Schülern und Assistenten, Frau *Gudula* und Herrn *Marius Kersten*, Heilpraktiker, die wertvolle Hinweise gaben und in mühevoller Arbeit die Korrekturen durchführten.

J. A. Lomba

Einführung

Gezielte Maßnahmen gegen degenerative Wirbelsäulenveränderungen sind so gut wie unbekannt.

Mit Rücksicht darauf, daß eine ganze Reihe von Zivilisationsschäden (Bewegungsarmut, einseitige Bewegungen, Gehen auf Pflaster- und Betonböden, Streß, zu flache Atmung usw.) für einen vorzeitigen Wirbelsäulenverschleiß mit verantwortlich gemacht werden können, bin ich zu der Überlegung gekommen, das Buch zu schreiben und illustrieren zu lassen.

Hieraus können sich alle Interessierten Anregungen und Hilfestellungen für eine tägliche Gymnastik holen.

Die Übungen sind der Praxis jahrelanger krankengymnastischer Erfahrung entnommen und können ohne besondere Anleitung von jedem durchgeführt werden.

Derartige Wirbelsäulenschäden betreffen sowohl Schulkinder als auch ältere Menschen. Gerade heute, wo Nahrungsmittel bei uns im Übermaß vorhanden sind, sieht man trotzdem – oder gerade deswegen – bei Kindern eine häufige Fehlhaltung und Muskelschwäche.

Eine regelmäßige Wirbelsäulengymnastik morgens oder während des Tages, nach längerem Sitzen oder Stehen am Arbeitsplatz, Autofahren sowie auch Stehen am Herd wäre notwendig, um Verspannungen vorzubeugen.

Haustiere führen instinktiv nach dem Aufstehen Ausgleichsbewegungen durch, bevor sie ihren Körper belasten.

Ferner sei gesagt, daß das Tragen von zu engen Jeans keine physiologische Sitzhaltung mehr erlaubt.

Durch Fehlstellung des Beckens beim Sitzen überträgt sich die falsche Statik auf die Wirbelsäule.

J. A. Lomba

Entlastung der Wirbelsäule durch richtige Sitzhaltung

ÜBUNG

Durchführung

Durch Betrachtung der Abbildungen können Sie die richtige von der falschen Sitzweise unterscheiden.

a) Normale Sitzhaltung

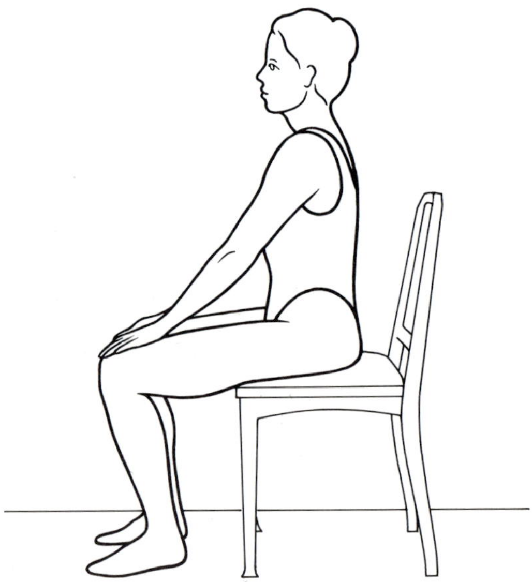

b) Unphysiologischer Rundrücken

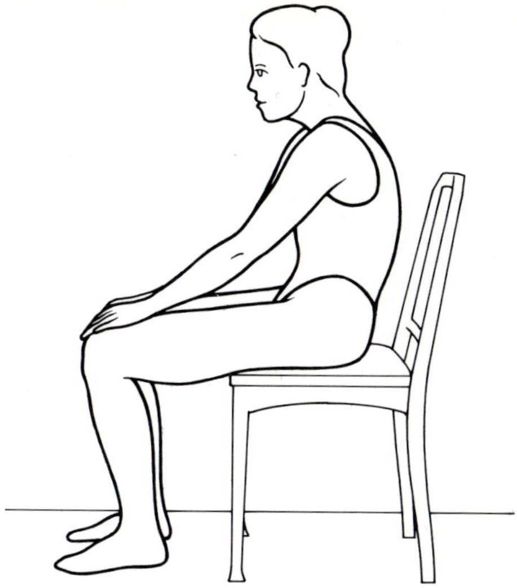

c) Unphysiologisches Hohlkreuz

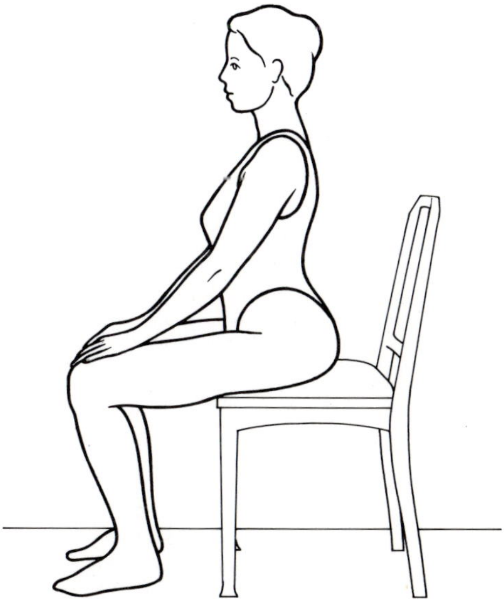

Übung zur Vorbeugung von Rückenschmerzen nach einer längeren Sitzperiode

ÜBUNG

Durchführung

Das Aufstehen muß gut vorbereitet werden durch Anspannung der Rückenmuskulatur, Aufrichtung des Beckens und Streckung der Hüftgelenke.

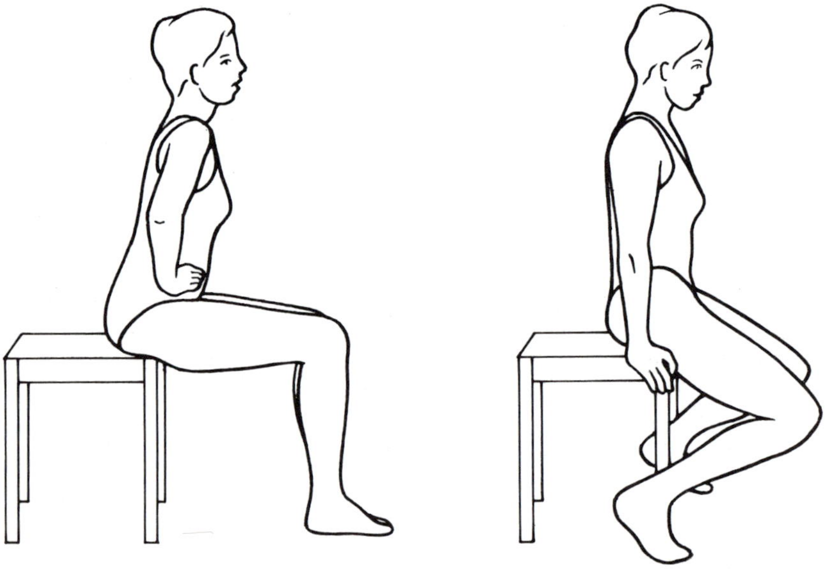

Danach mit den Händen auf der Sitzfläche abstützen und aus den Knien heraus mit geradem Rücken aufstehen.

Hinweis:
Längeres Sitzen in tiefen Sesseln grundsätzlich vermeiden!

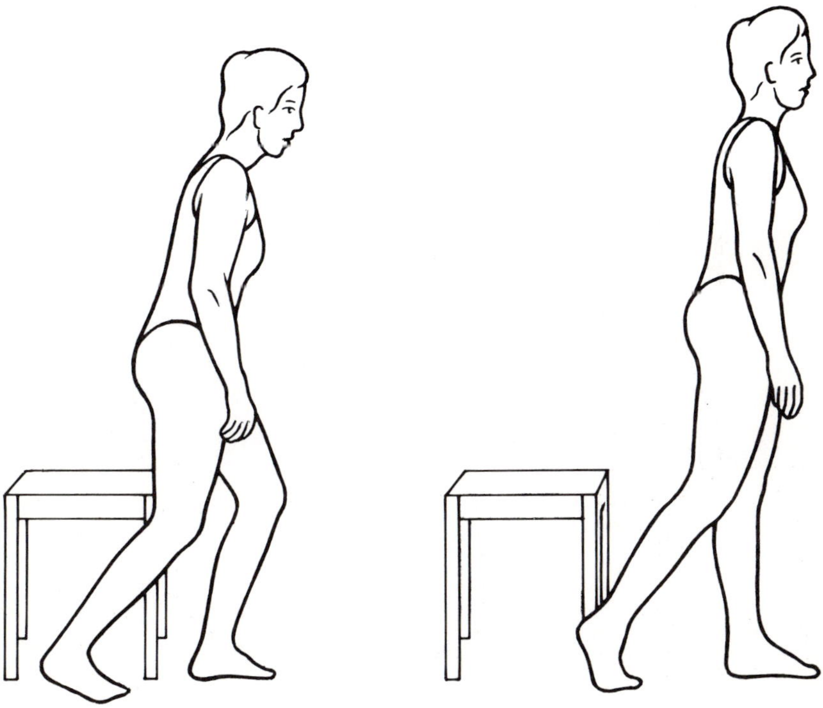

Entlastung der Wirbelsäule durch richtige Haltung beim Aufheben von schweren Gegenständen

ÜBUNG

Durchführung

Schwere Lasten sollten grundsätzlich aus der Hocke heraus gehoben werden.

Belastbarkeit des letzten Lendenwirbels bei 50 kg Last.	bei 180°– 90 kg
	150°–360 kg
Belastung des 5. Lendenwirbels	120°–630 kg
bei 50 kg Last:	90°–720 kg

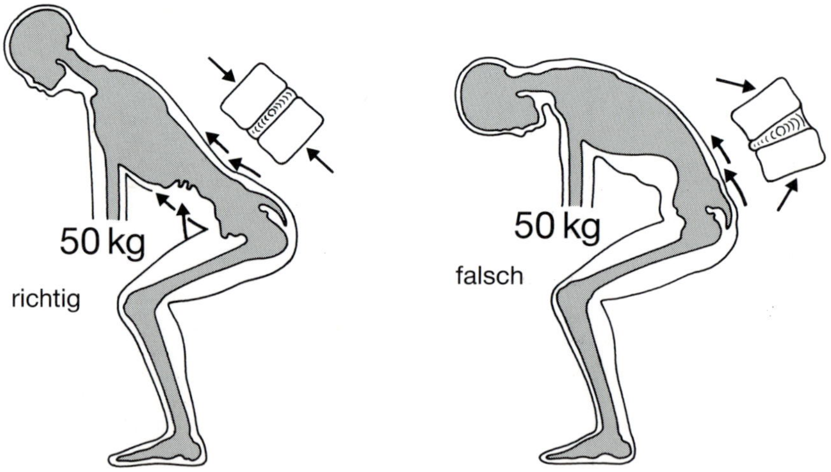

Erläuterung

Die Abbildung* zeigt die Abhängigkeit der Belastbarkeit der Wirbelsäule von ihrem Krümmungsgrad. Heben mit krummem Rücken erhöht die Wirbelsäulenbelastung im unteren Teil um 66 %!

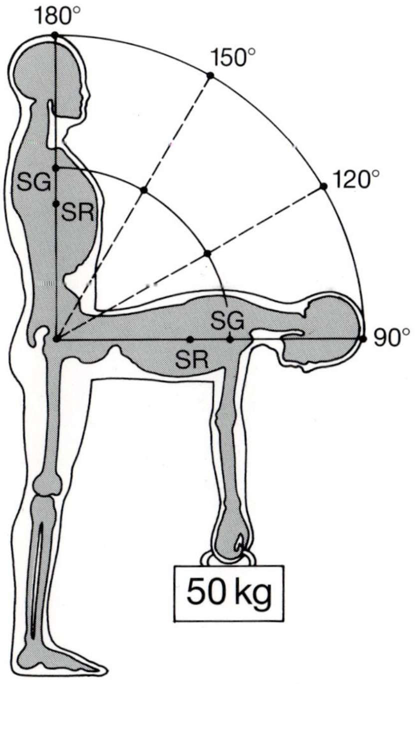

Gewichtheben bei korrekter Technik führt nicht zu Wirbelsäulenschädigungen (nach *Mathias*).
Bei geradem Rücken wird die Lendenwirbelsäule durch ein Gewicht von 50 kg mit 380 kg belastet, bei gebogenem Rückgrat mit 630 kg.

* Mit freundlicher Genehmigung von Herrn Dr. med. *B. A. Bäker,* Gesundheitszentrum revita, 37431 Bad Lauterberg.

Übungen für den Schultergürtel

Zielsetzung

Lockerung von Schultern und Halswirbelsäule, Erhaltung oder Wiederherstellung der Beweglichkeit der Schulter- und Wirbelgelenke durch Dehnung und Kräftigung der verschiedenen Muskelgruppen, Vitalitätssteigerung durch freiere Atmung und besseren Blutumlauf.

ÜBUNG 1

Ausgangsstellung

Lockere Grätschstellung

Durchführung

a) beide Schultern vorwärts rollen,
beide Schultern rückwärts rollen.

b) rechte Schulter vor- und rückwärts rollen,
linke Schulter vor- und rückwärts rollen.

c) abwechselnd die rechte und linke Schulter hochziehen
und fallen lassen.

d) beide Schultern gleichzeitig hochziehen
und fallen lassen.

Anzahl

je 6mal

a

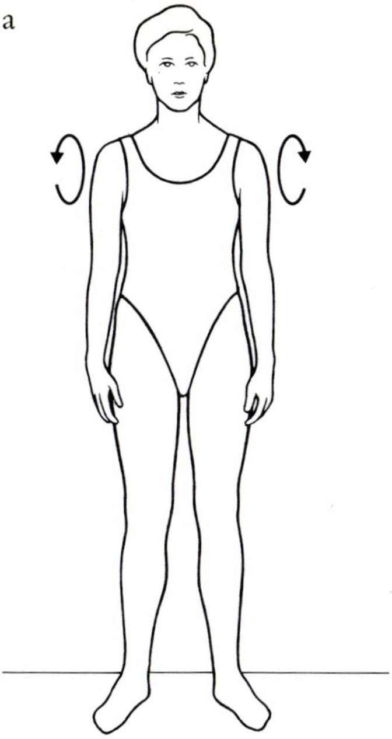

b

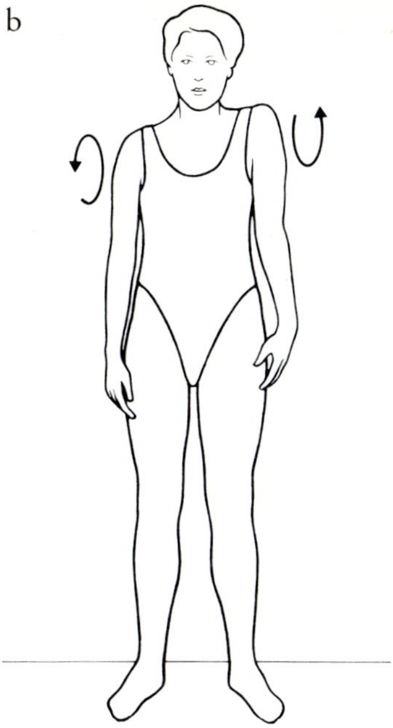

c

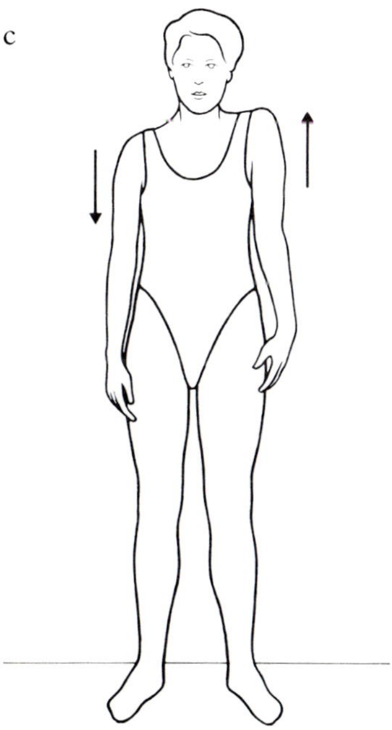

d

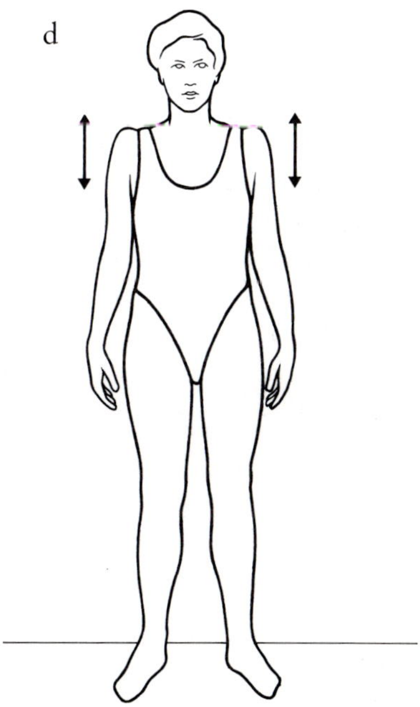

ÜBUNG 2

Ausgangsstellung
Leichte Grätschstellung

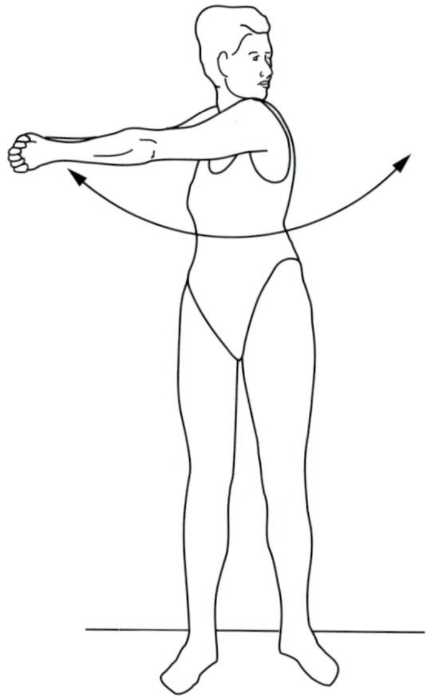

Durchführung
Die Arme in Schulterhöhe nach vorne ausstrecken, Hände falten. Bei feststehendem Becken (nicht mitdrehen!) die Schultern und den Kopf in jeweils entgegengesetzter Richtung hin und her drehen.
Die Übung kann auch im Liegen durchgeführt werden.
Sie wird mehrmals geübt.

Übungen für den Schultergürtel

ÜBUNG 3

Ausgangsstellung

Leichter Grätschstand

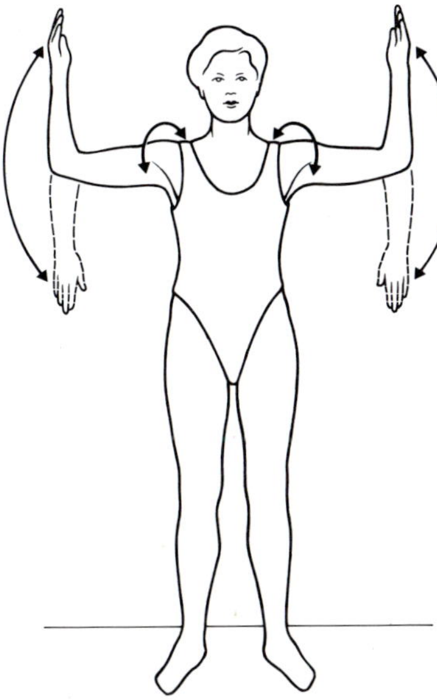

Durchführung

Arme seitwärts hochheben in Schulterhöhe,

- Handflächen zeigen nach oben,
- Arme anwinkeln, Handflächen nach vorne,
- mit angewinkelten Armen im Schultergelenk drehen, so daß die Fingerspitzen zum Boden zeigen,
- zurückdrehen, daß die Hände wieder oben sind, Handflächen nach vorne drehen.

Die Übung wird mehrmals hintereinander durchgeführt.

Übungen für den Schultergürtel

ÜBUNG 4

Ausgangsstellung

Lockerer Grätschstand

Durchführung

Arme anwinkeln, Handflächen zeigen nach oben,

- den Schultergürtel kräftig und ohne Schwung nach hinten drücken,
- Schultern entspannen, Unterarme locker übereinanderlegen und mit leichter Oberkörperneigung den Schultergürtel weit nach vorne schieben,
- Oberkörper wieder aufrichten und die Arme angewinkelt nach hinten drücken.

Als Atemübung durchgeführt geschieht die Einatmung, während die Schultern hinten sind, ausatmen, wenn der Schultergürtel entspannt ist. Die Übung wird mehrmals hintereinander durchgeführt.

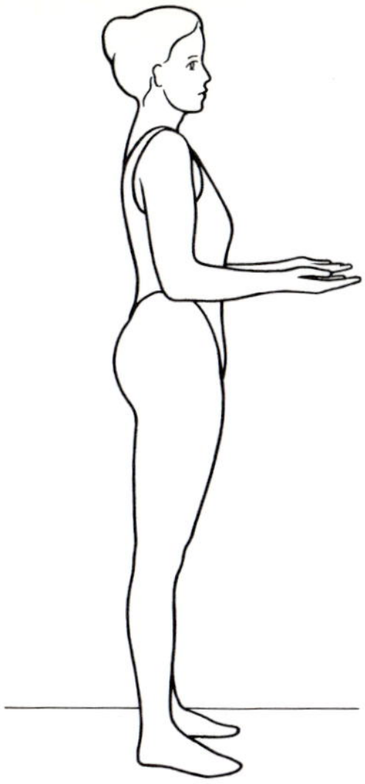

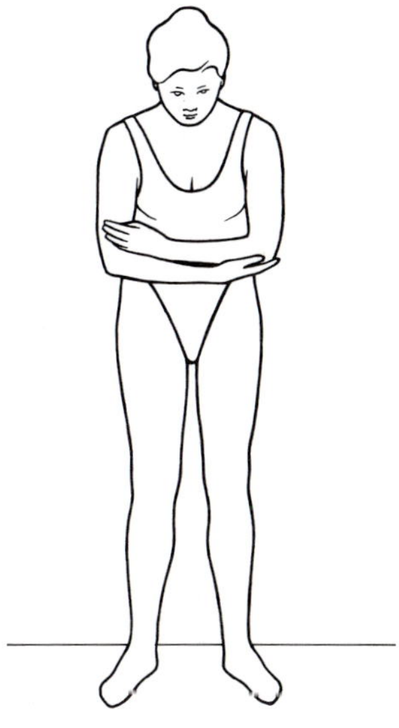

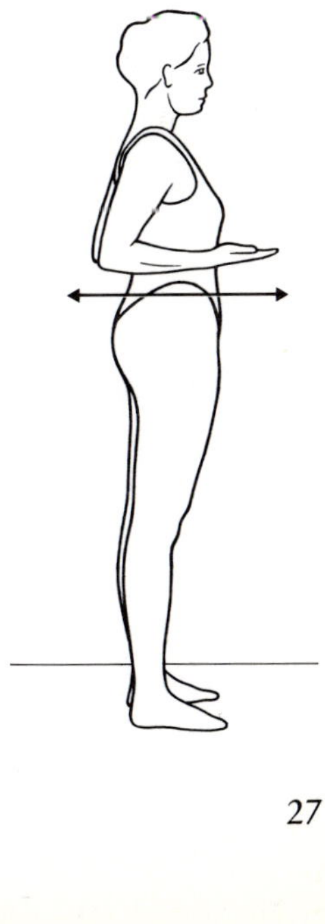

ÜBUNG 5

Ausgangsstellung
Lockerer Grätschstand

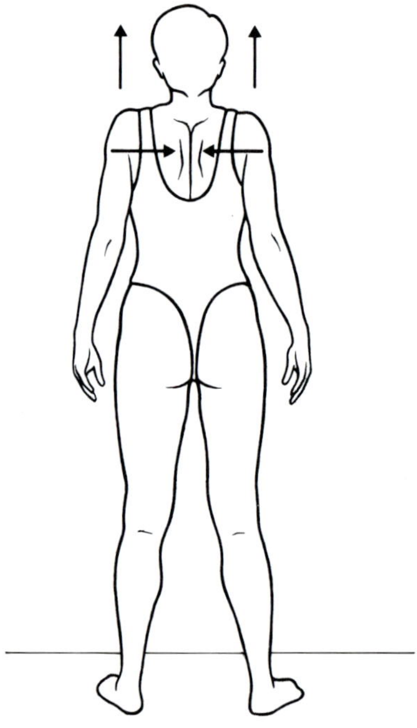

Durchführung
Beide Arme nach hinten strecken, die Schulterblätter zusammendrükken und hochziehen.
Die Übung wird mehrmals wiederholt.

Übungen für den Schultergürtel

ÜBUNG 6

Ausgangsstellung
Leichte Grätschstellung

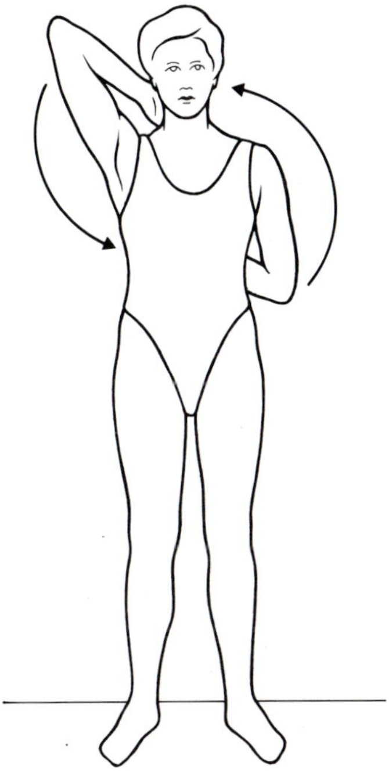

Durchführung
Rechte Hand in den Nacken legen, die linke Hand greift von unten an das rechte Schulterblatt.
Übung auf der anderen Seite wiederholen.

Übungen für den Schultergürtel

ÜBUNG 7

Ausgangsstellung
Leichte Grätschstellung

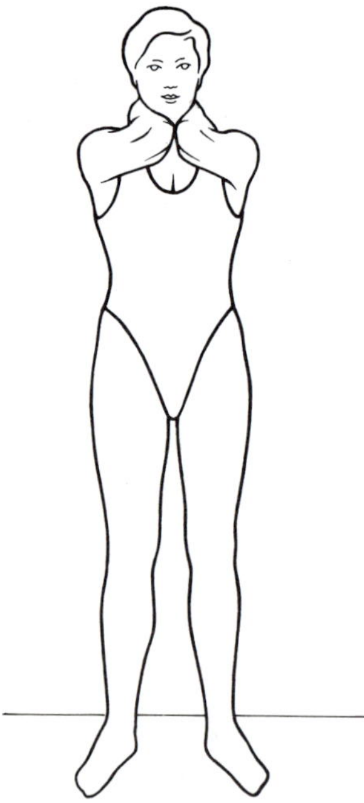

a

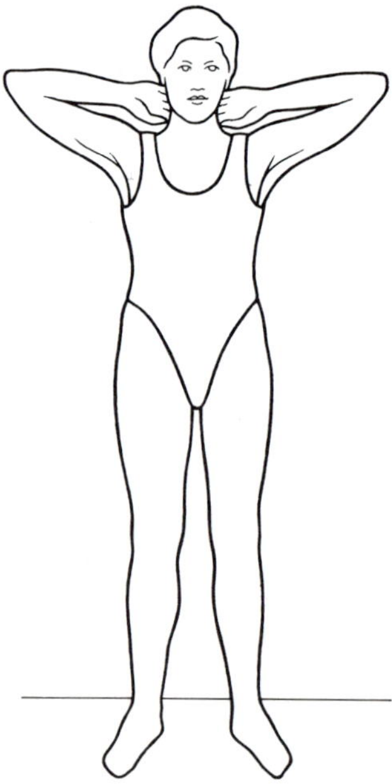

b

Durchführung

Beide Hände in den Nacken legen und

a) beide Ellenbogen nach vorne drücken,
b) beide Ellenbogen nach hinten ziehen,
c) den Rumpf abwechselnd nach rechts und links drehen,
d) den Rumpf mit aufrechtem Oberkörper abwechselnd nach rechts und links neigen.

Jeder Teil der Übung wird mehrmals durchgeführt.

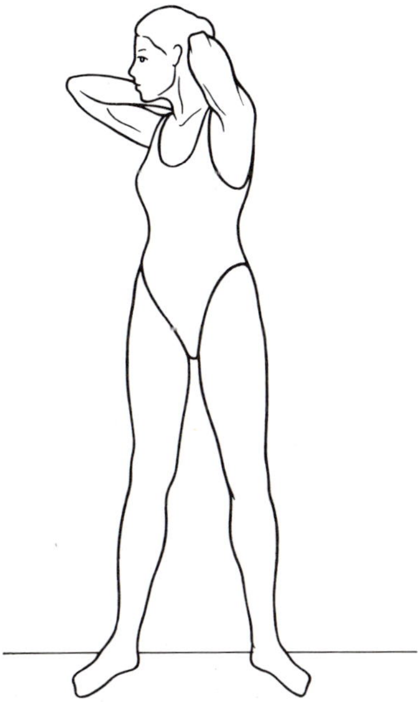

c

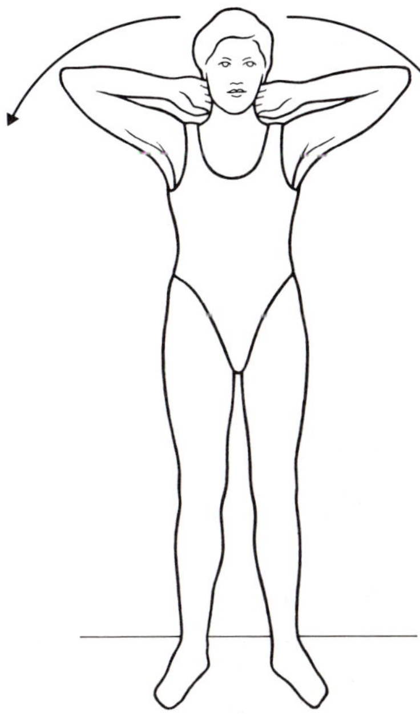

d

ÜBUNG 8

Ausgangsstellung
Leichte Grätschstellung

Durchführung
Mit durchgestreckten Ellenbogen
a) die Arme seitwärts in Schulterhöhe strecken und in kleinen Bewegungen
- vorwärts kreisen, ca. 5–6 mal,
- rückwärts kreisen, ca. 5–6 mal,

b) die Arme vorwärts hochheben und seitwärts nach unten führen,
c) seitwärts hochheben und vorwärts nach unten führen.

a

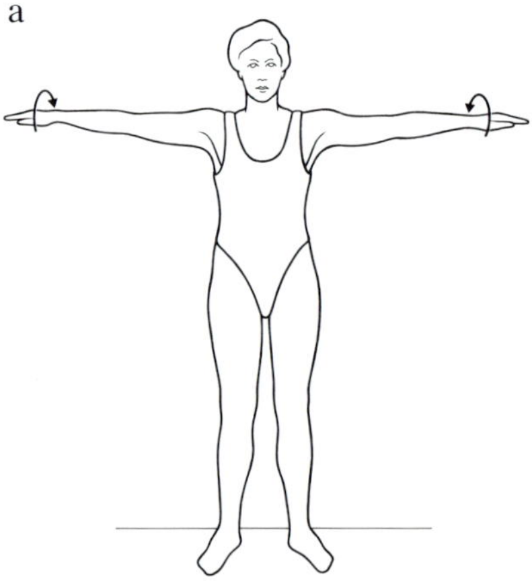

Anzahl
b) und c) je 5–6mal

b

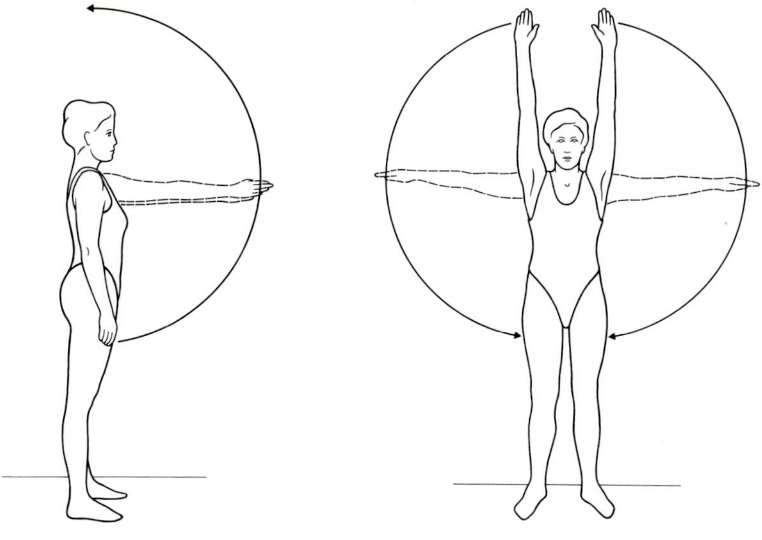

c

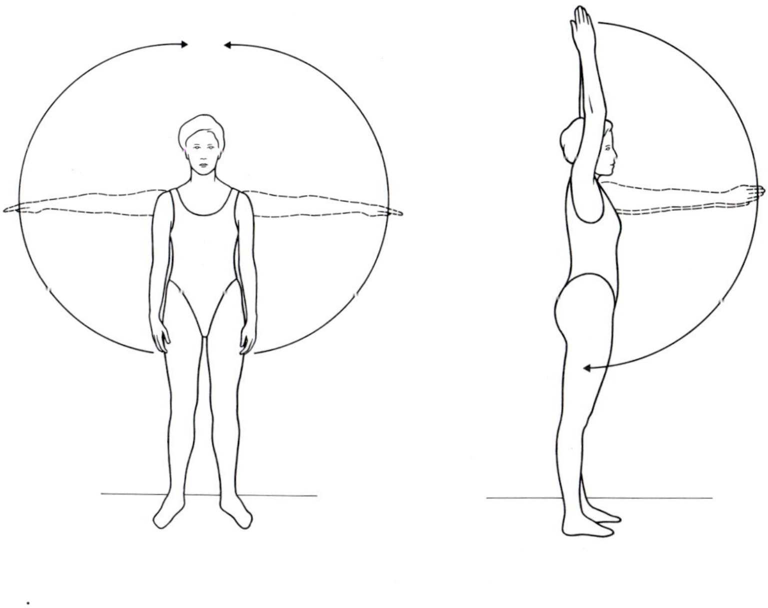

Hinweis:

Skoliosekranke (seitliche Verkrümmung der Wirbelsäule) sollen diese Übung nicht durchführen.

Übungen für den Schultergürtel

ÜBUNG 9

Ausgangsstellung
Lockerer Grätschstand

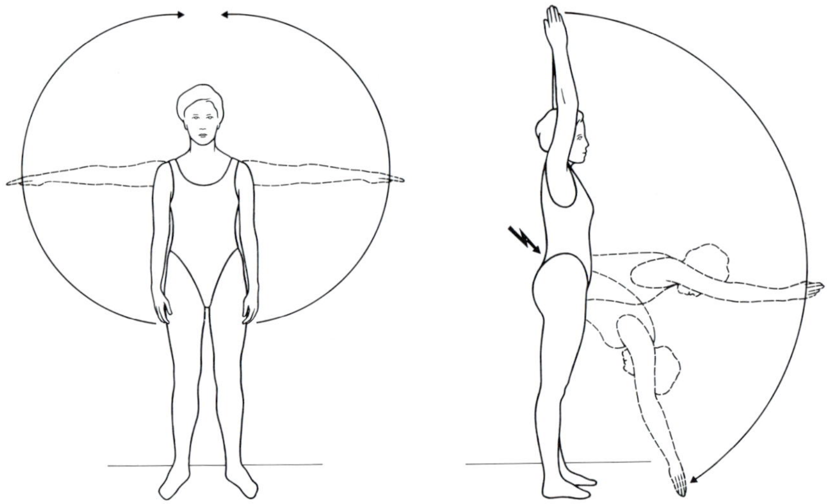

Durchführung
Die Arme seitwärts hochheben und dabei tief einatmen, Oberkörper weit nach vorne beugen, Arme nach vorne fallen lassen und dabei locker ausatmen.
Die Übung wird mehrfach durchgeführt.

Hinweis:
Die Übung ist für vorgeschädigte Bandscheiben belastend!

Übungen für den Schultergürtel

ÜBUNG 10

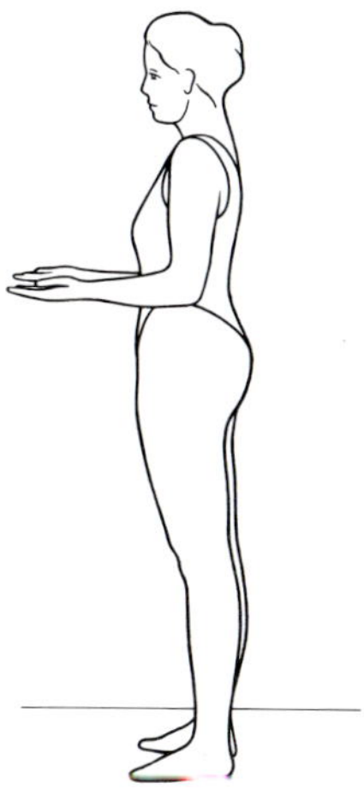

Ausgangsstellung
Lockere Grätschstellung

Durchführung
Beide Arme im Ellenbogengelenk beugen, die Handflächen zeigen nach oben.
Jeweils einen Arm nach vorne strecken, gleichzeitig den anderen Arm anwinkeln und nach hinten drücken.
Übung auf jeder Seite mehrmals hintereinander durchführen.

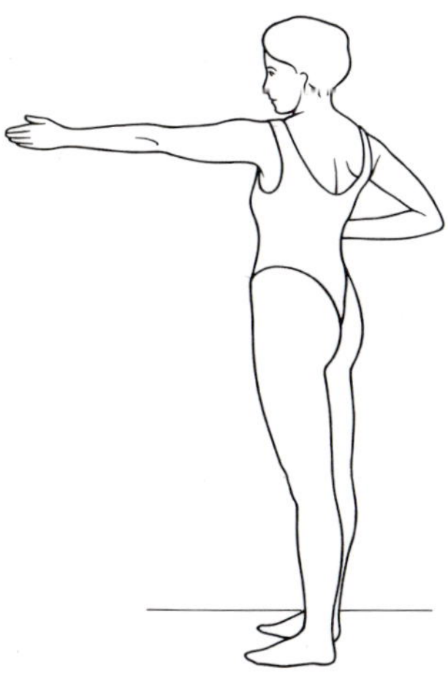

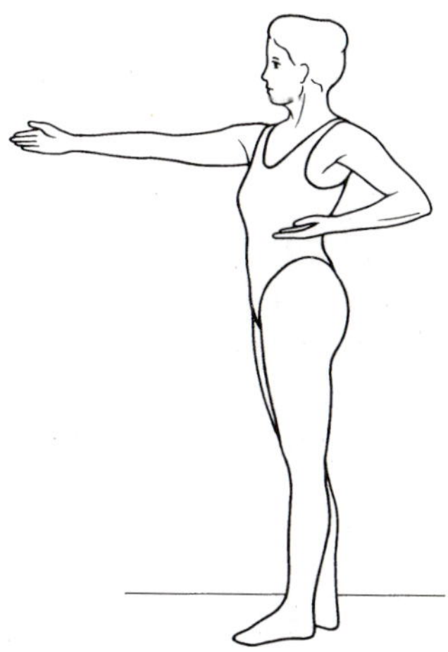

Übung für Nackenmuskulatur und Halswirbelsäule

Zielsetzung

Lockerung von Nackenverspannungen, Förderung der natürlichen Beweglichkeit der Halswirbelsäule, Verbesserung der Kopfdurchblutung durch Dehnung und Kräftigung der Nackenmuskulatur.

ÜBUNG

Ausgangsstellung

Lockerer Grätschstand, die Augen bleiben immer offen (Vorbeugung gegen Schwindel).

Durchführung

a

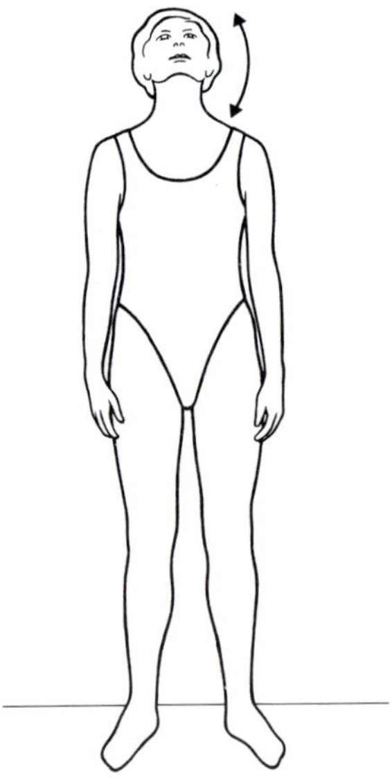

b

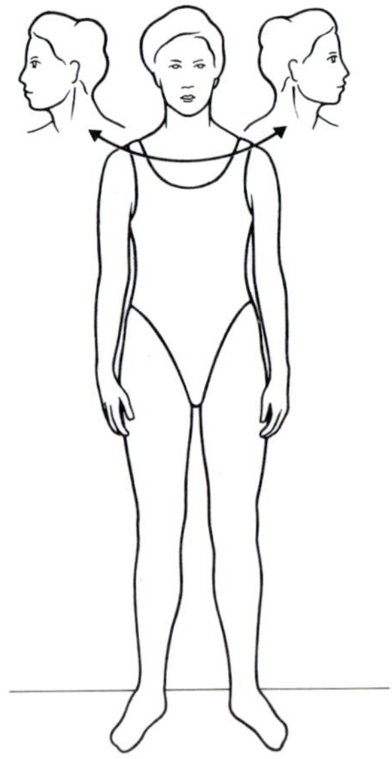

c

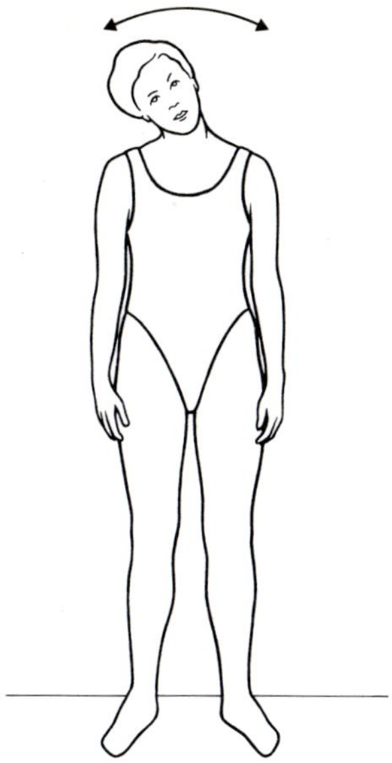

d

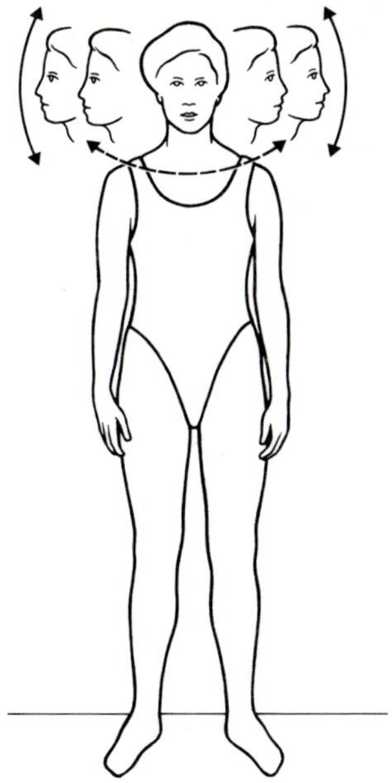

a) Kopf vor- und rückwärts neigen,
b) Kopf nach rechts und links drehen,
c) Kopf nach rechts und links neigen,
d) bei dauerndem Kopfnicken den Kopf nach rechts und links drehen,
e) den Kopf nur mit seinem Eigengewicht nach vorne beugen und nach rechts und links drehen. Unterkiefer entspannen!

e

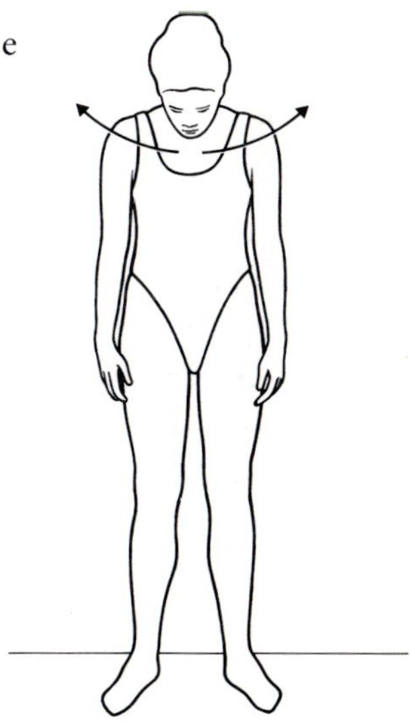

Jeder Übungsteil wird mehrmals durchgeführt.

Übungen für die Rückenmuskulatur

Zielsetzung

Lockerung, Kräftigung und Aktivierung der Rückenmuskulatur unter Einbeziehung der Nacken-, tiefen Becken- und Oberschenkelmuskulatur zum Vorbeugen gegen Rückenschmerzen und zur Verbesserung der Gesamtstoffwechsellage.

Training der Koordinationsarbeit im Gehirn.

ÜBUNG 1

Ausgangsstellung

Stand auf dem linken Bein

Durchführung

Die linke Hand in den Nacken legen, die rechte Hand zieht den rechten Fuß bis zum Gesäß, anschließend wird die Übung auf der anderen Seite durchgeführt.

Hinweis:

Die Übung ist besonders bei Lendenschmerzen angezeigt!

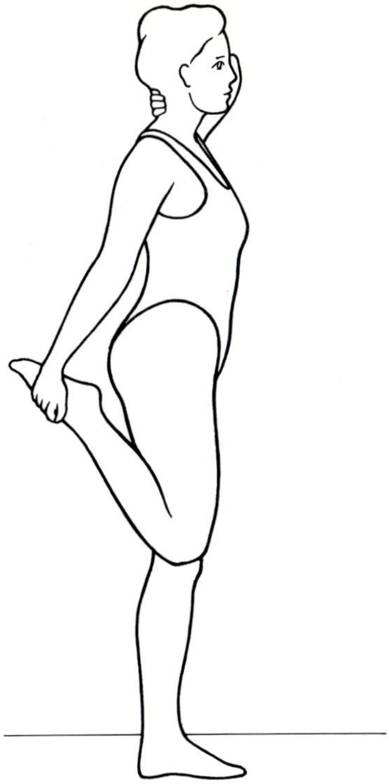

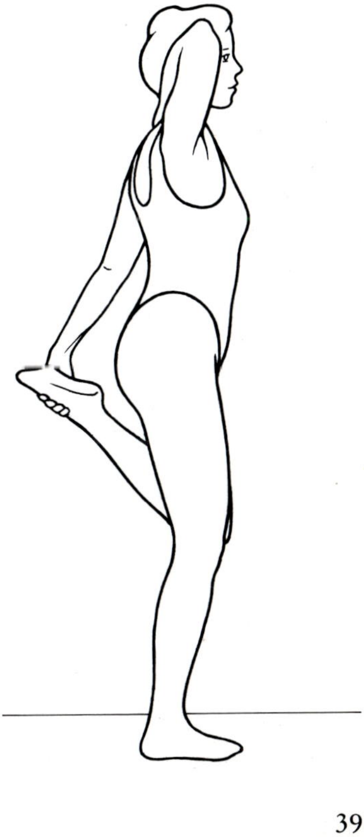

ÜBUNG 2

Ausgangsstellung
Stand auf einem Bein

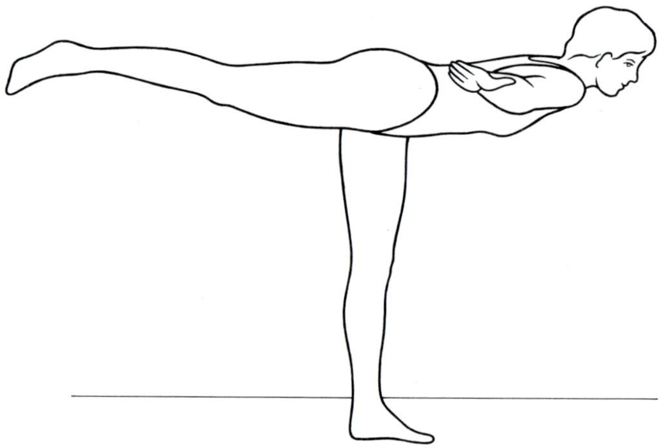

Durchführung
Die Arme seitwärts hochheben, Bein nach hinten strecken. Den Oberkörper vorneigen und in der Waagerechten halten. Kopf in den Nacken heben!

Hinweis:
Die Übung fördert die Konzentration und Standfestigkeit. Sie kräftigt die gesamte Bein-, Rücken- und Nackenmuskulatur.

ÜBUNG 3

Ausgangsstellung

„Vierfüßlerstand“ auf Knien und Händen

Durchführung

Den linken Arm und das rechte Bein strecken und in der Waagerechten halten. Die Übung wird mehrmals und auf beiden Seiten durchgeführt.

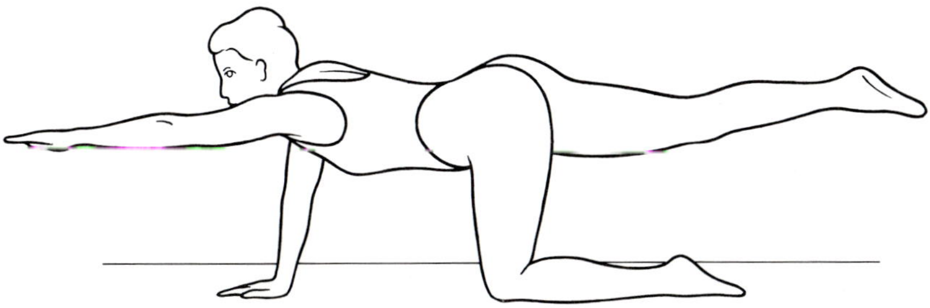

Übungen für die Rückenmuskulatur

ÜBUNG 4

Ausgangsstellung
Liegen auf dem Bauch

Durchführung

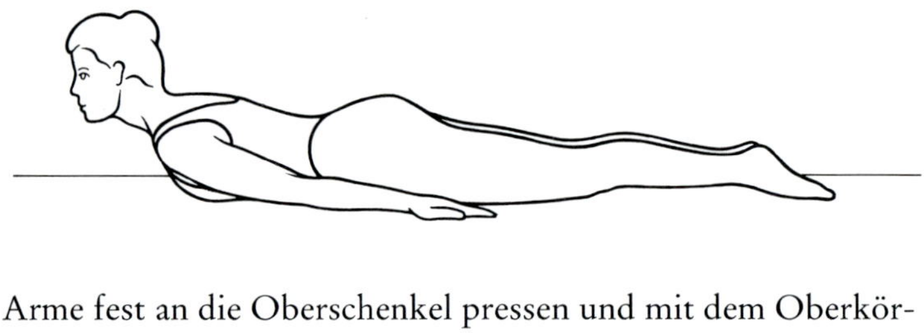

a) Beide Arme fest an die Oberschenkel pressen und mit dem Oberkörper hochkommen.

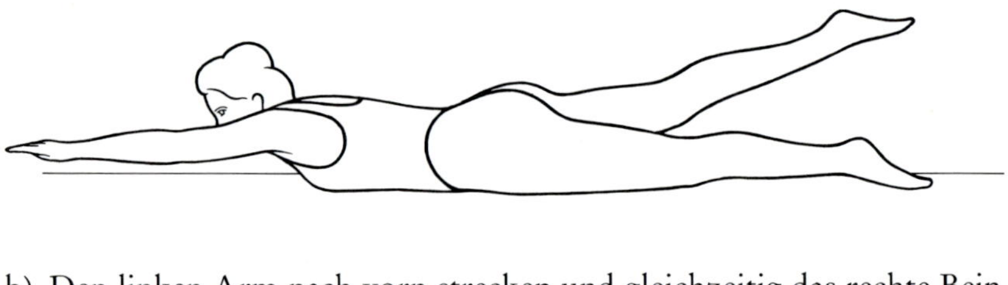

b) Den linken Arm nach vorn strecken und gleichzeitig das rechte Bein hochheben.

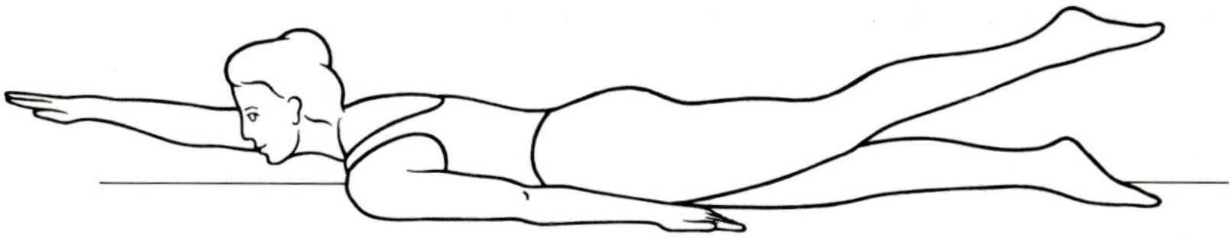

c) Übung in umgekehrter Reihenfolge wiederholen.

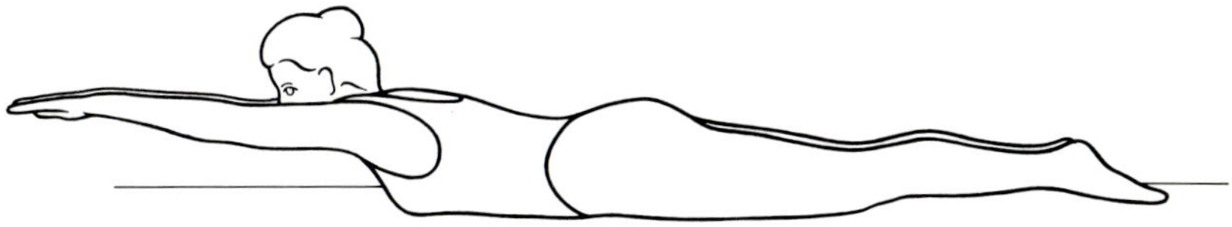

d) Beide Arme nach vorn ausstrecken und mit dem Oberkörper hochkommen.

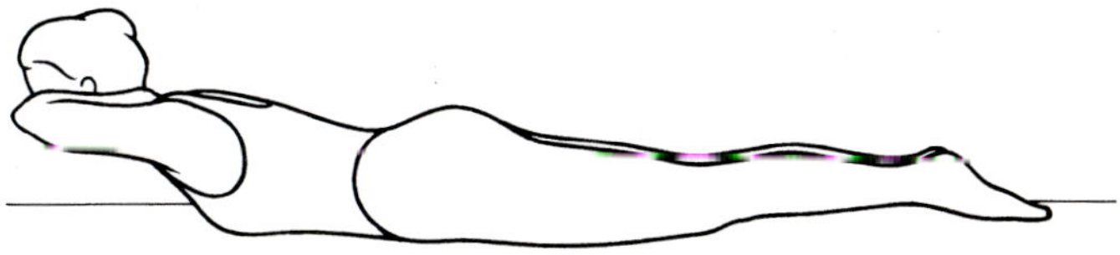

e) Beide Hände in den Nacken legen, die Ellenbogen nach hinten drükken und mit dem Oberkörper hochkommen.

Hinweis:

Anfänger sollen die Übung mit Bedacht durchführen, d. h. nicht ruckartig! Bei den Übungen 2–5 Kopf nicht in den Nacken überstrecken.

ÜBUNG 5

Ausgangsstellung

„Vierfüßlerstand" auf Knien und Händen

Durchführung

Einatmen, den Bauch hängen lassen und den Kopf heben.

Unter Ausatmung den Bauch einziehen, den Kopf nach unten nehmen und den Rücken als Rundrücken herausdrücken.

Hinweis:

Diese Übung entspricht nicht dem normalen Atemrhythmus. Sie dient lediglich zur Dehnung der Rückenmuskulatur.

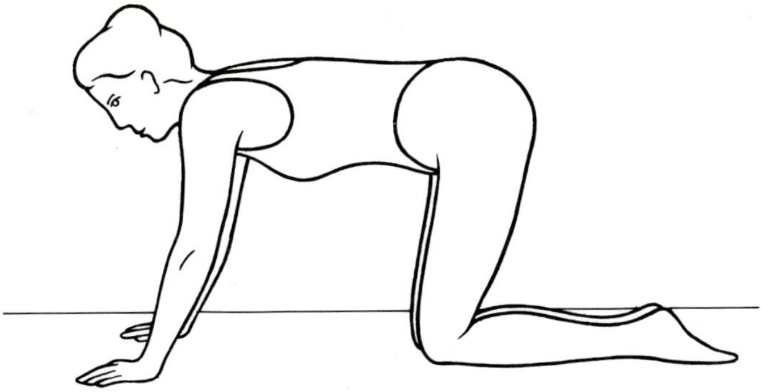

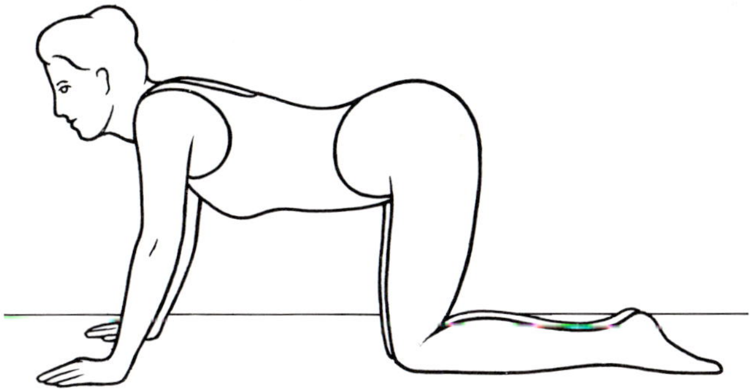

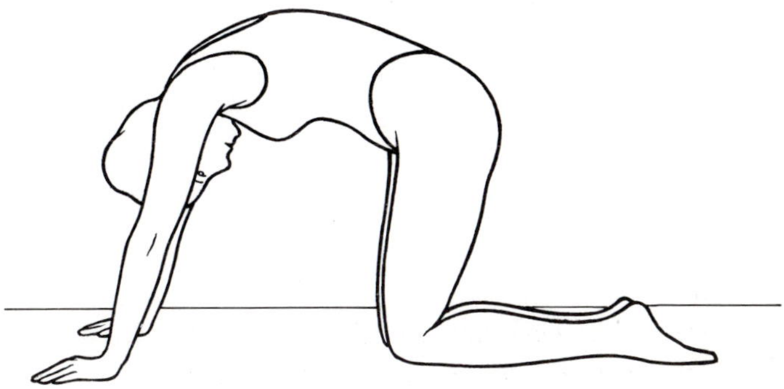

ÜBUNG 6

Ausgangsstellung

„Vierfüßlerstand“ auf Knien und Händen

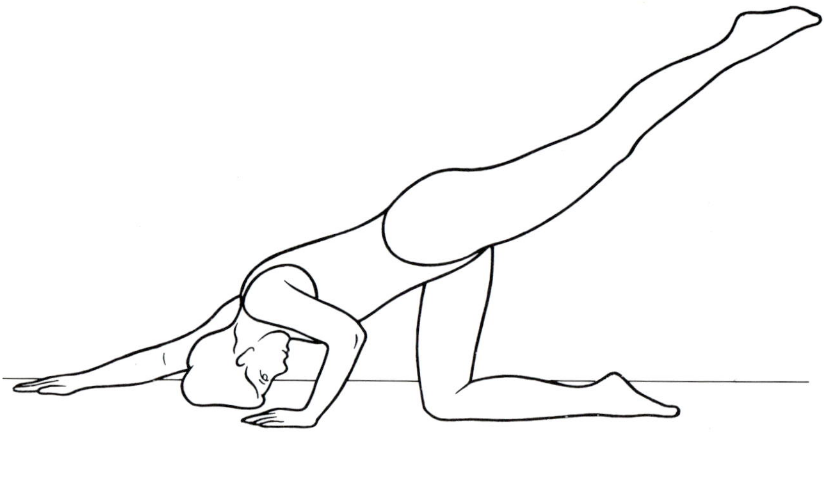

Durchführung

Den rechten Arm nach vorn über den Boden gleiten lassen, wobei das Schultergelenk stark gedehnt wird und gleichzeitig das linke Bein strekken und hochheben. Die Übung wird auf der anderen Seite durchgeführt und mehrmals wiederholt.

ÜBUNG 7

Ausgangsstellung
Sitzen auf den Fersen mit gespreizten Knien

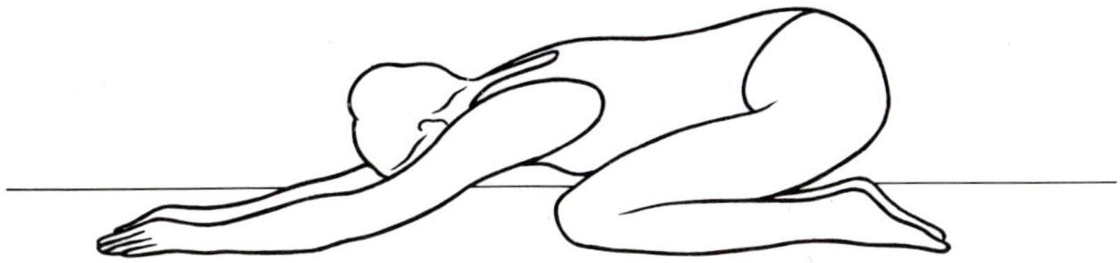

Durchführung
Beide Arme nach vorn über den Boden gleiten lassen und in dieser Haltung einen Moment lang verharren.
Bei Lendenschmerzen fünf – sechsmal täglich einige Sekunden lang in dieser Haltung verharren.

Hinweis:
Diese Übung beugt Rückenschmerzen und Hohlkreuz vor, streckt die Wirbelsäule und dient der Entspannung.

ÜBUNG 8

Ausgangsstellung
„Vierfüßlerstand“ auf Knien und Händen

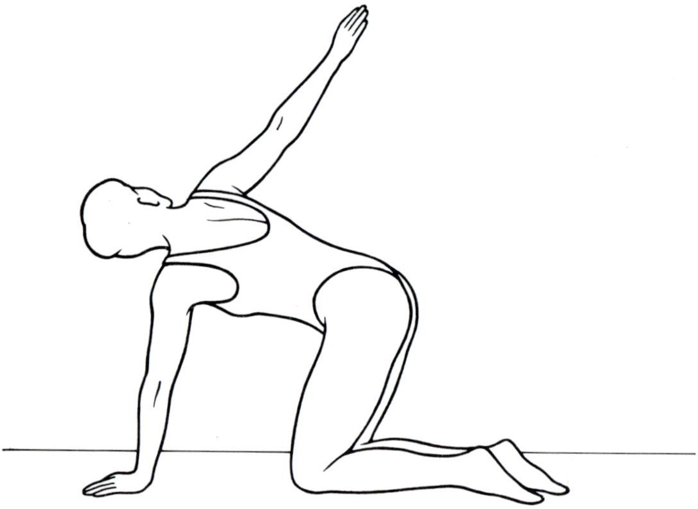

Durchführung
Die rechte Hand nach vorn führen, hochheben und in einer weiten halbkreisförmigen Bewegung bis zur Ferse führen und dabei mit den Augen verfolgen. Genauso kehrt man zur Ausgangsstellung zurück. Die Übung wird beidseitig durchgeführt.

Übungen für die Rückenmuskulatur

ÜBUNG 9

Ausgangsstellung
„Vierfüßlerstand" auf Knien und Händen

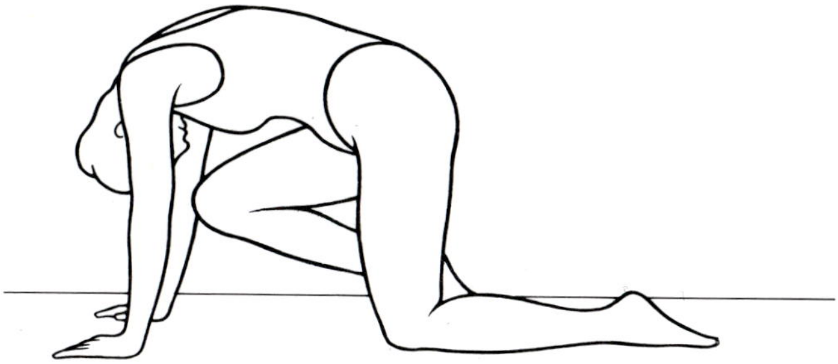

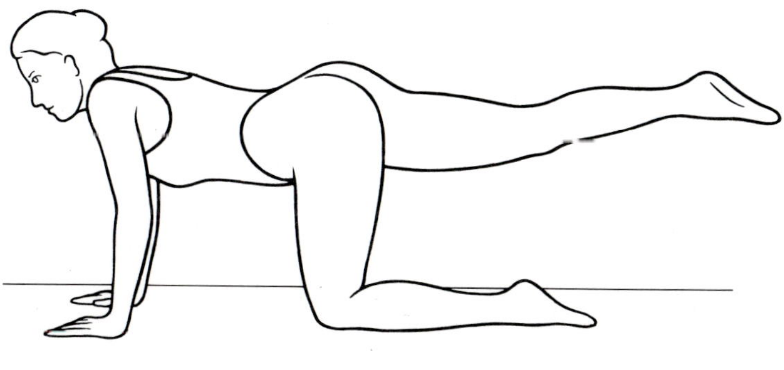

Durchführung
Mehrmals hintereinander das rechte Knie nach vorn führen, den Kopf neigen, so daß Kopf und Knie sich begegnen, das Bein nach hinten (nicht zu hoch!) strecken und den Kopf in den Nacken legen. Beidseitig üben!

Übungen für die Rückenmuskulatur

ÜBUNG 10

Ausgangsstellung
Rückenlage mit den Händen im Nacken

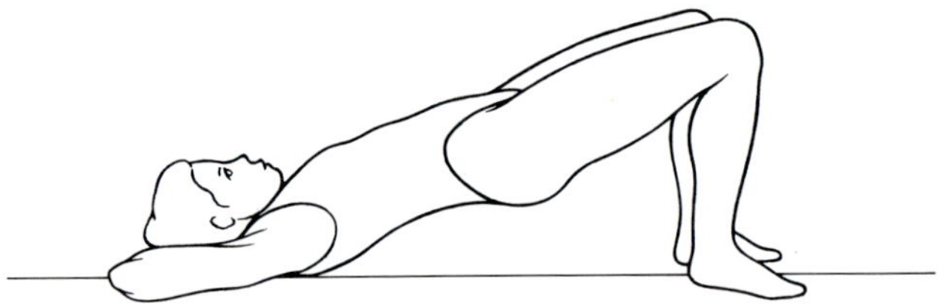

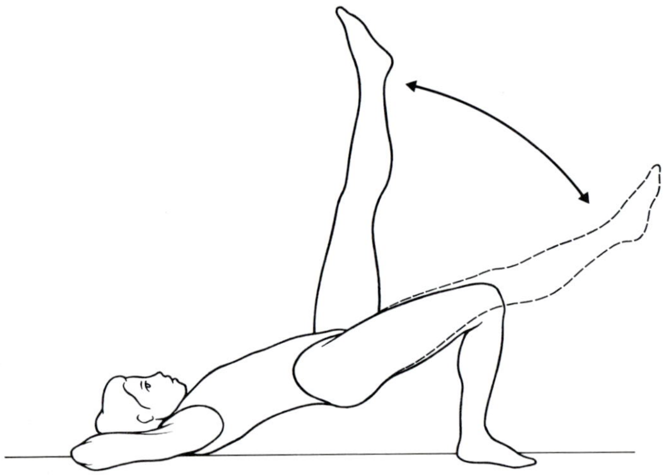

Durchführung

a) Beide Beine angewinkelt aufstellen und das Gesäß mehrmals hochdrücken.
b) Aus dieser Stellung heraus abwechselnd das rechte und linke Bein hoch in die Luft strecken.

Übungen für die Rückenmuskulatur

ÜBUNG 11

Ausgangsstellung

Aufrecht und gestreckt kniend mit beiden Händen im Nacken

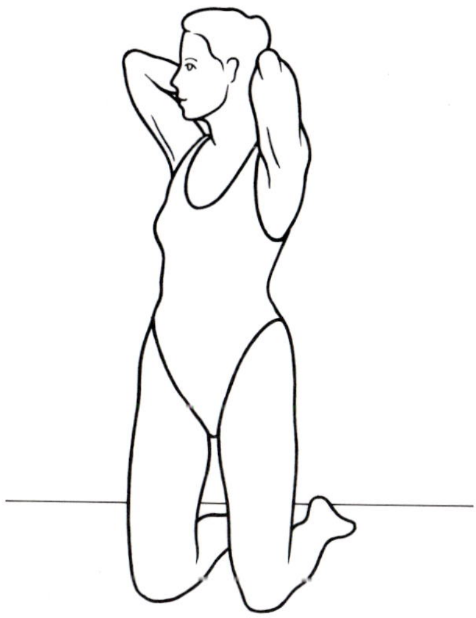

Durchführung

Den Oberkörper nach rechts und links drehen, ohne die Hüfte mitzudrehen.

Übung zur Vorbeugung und Begradigung des Rundrückens

Zielsetzung

Begradigung der Wirbelsäule und Stärkung der langen Rückenmuskulatur.

ÜBUNG

Ausgangsstellung

Sitzen auf beiden Unterschenkeln und Fersen (Fersensitz)

Durchführung

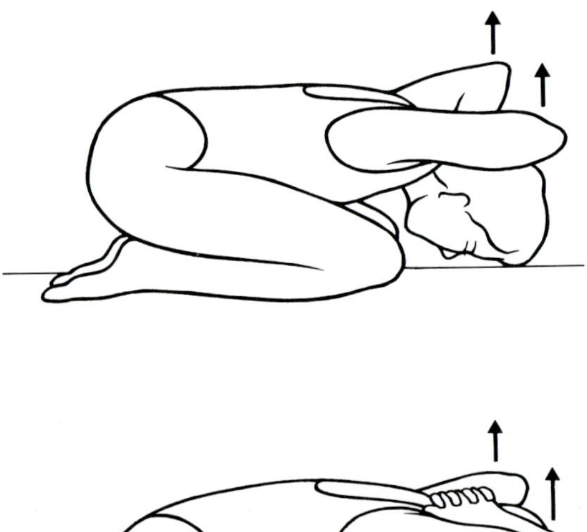

a) Die Hände in den Nacken legen, den Rücken strecken und die Ellenbogen abheben.

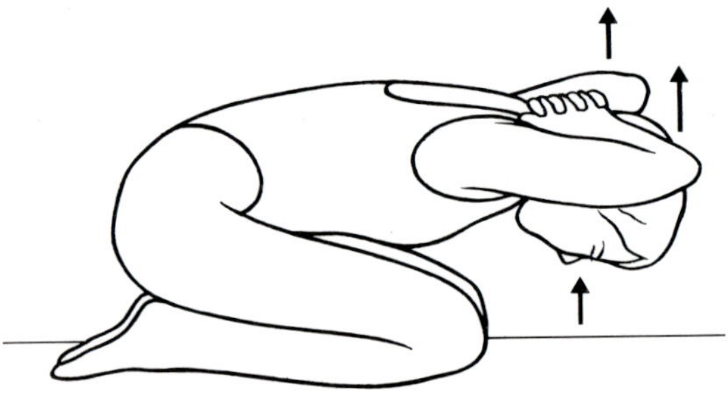

b) Ellenbogen und Kopf abheben.

Anzahl

5–10mal pro Übung

Übung zur Stärkung der Rückenmuskulatur

ÜBUNG

Ausgangsstellung
„Vierfüßlerstand“

Durchführung
Das Gesäß etwas senken, die Arme nach hinten strecken, die Schulterblätter zusammendrücken und dabei bis 6 zählen.

Anzahl
5–10mal

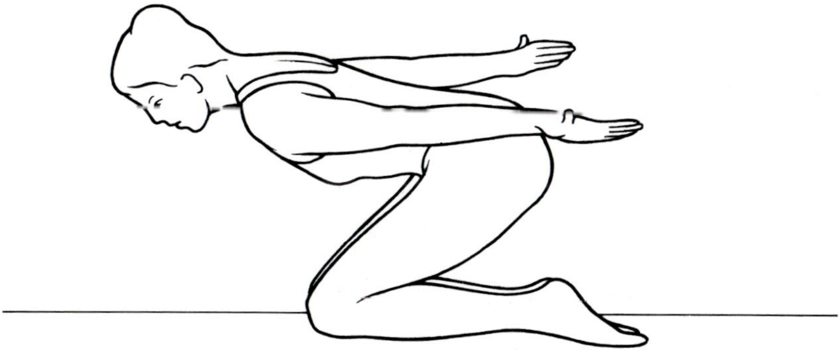

Übung zur Streckung der Wirbelsäule

ÜBUNG

Ausgangsstellung
Rückenlage

Durchführung
Im Wechsel einen Arm nach hinten und das gegenüberliegende Bein nach unten strecken. Arm und Bein liegen auf der Unterlage.

Anzahl
5–10mal pro Bein

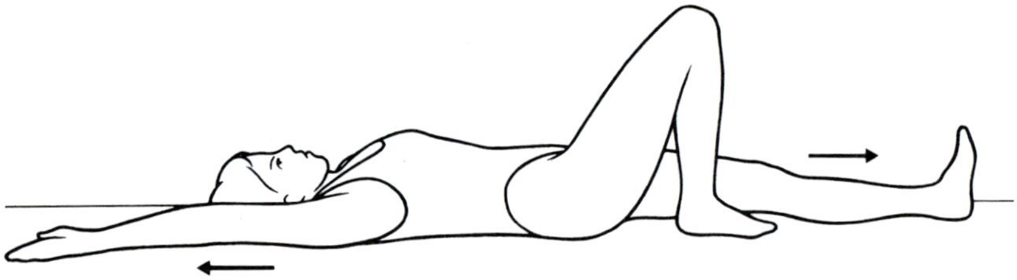

Übungen für die Hüftgelenke

Zielsetzung

Lockerung und Erhaltung der Bewegungsfähigkeit der Hüftgelenke, Dehnung und Kräftigung der beteiligten Muskulatur zum Vorbeugen und Lindern von Koxarthrose (Hüftverschleiß) durch Verbesserung der Stoffwechsellage. Förderung der Beweglichkeit der unteren Wirbelsäule und der Durchblutung im Becken.

ÜBUNG 1

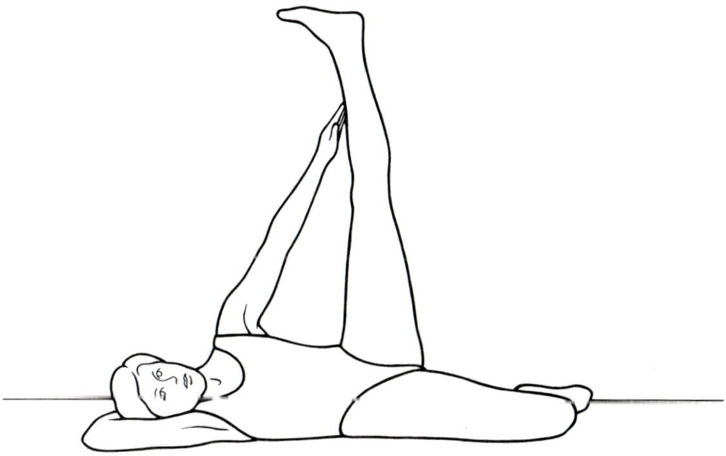

Ausgangsstellung

Seitenlage auf der rechten Seite, das rechte Knie angewinkelt und die rechte Hand im Nacken

Durchführung

Das linke Bein gestreckt seitwärts hochheben und mit der linken Hand berühren, mehrmals hintereinander. Dann auf die linke Seite drehen und auf der anderen Seite üben.

Übungen für die Hüftgelenke

ÜBUNG 2

Ausgangsstellung
Aufrecht kniend, die Arme seitwärts in Schulterhöhe ausgestreckt

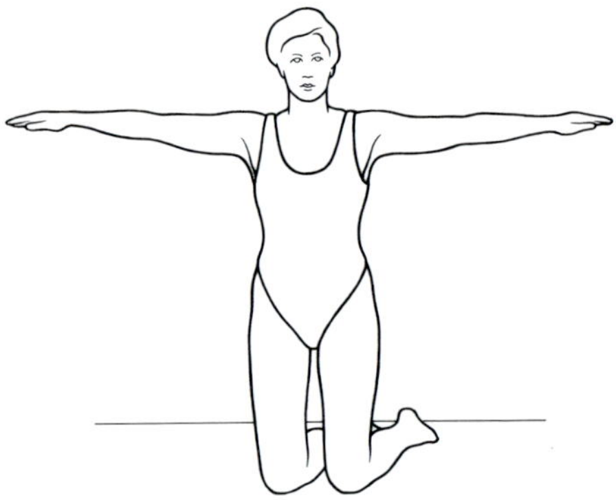

Durchführung

a) Das rechte Bein seitwärts strecken und den Fuß mit der ganzen Fußsohle mit der Fußspitze nach vorn zeigend aufstellen und in die Ausgangsstellung zurückkehren, mehrmals hintereinander, dann links üben.

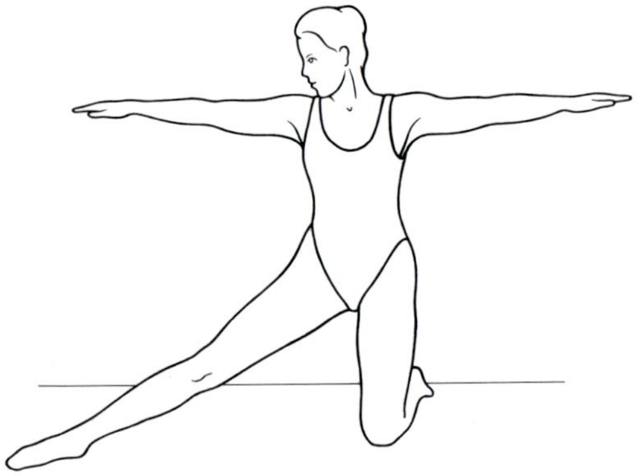

b) Das rechte Bein nach vorn strecken und zur Ausgangsstellung zurückkehren, mehrmals hintereinander, dann links üben.

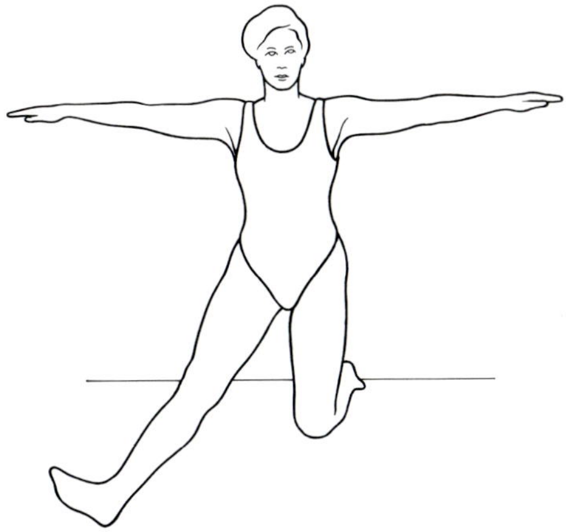

c) Das rechte Bein seitwärts strecken und mit der Ferse aufstellen, Fußspitze zeigt nach oben, und in die Ausgangsstellung zurückkehren, mehrmals hintereinander, auch links üben.

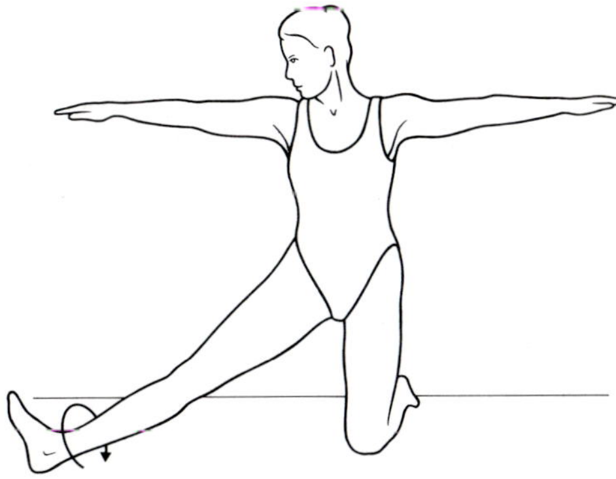

Hinweis:

Die Drehbewegung der Beine und Dehnung der Oberschenkelinnenmuskulatur wirken günstig auf die Hüfte, zum Beispiel bei beginnender Koxarthrose (Hüftverschleiß) als Vorbeugung.

ÜBUNG 3

Ausgangsstellung
Stehen auf einem Bein

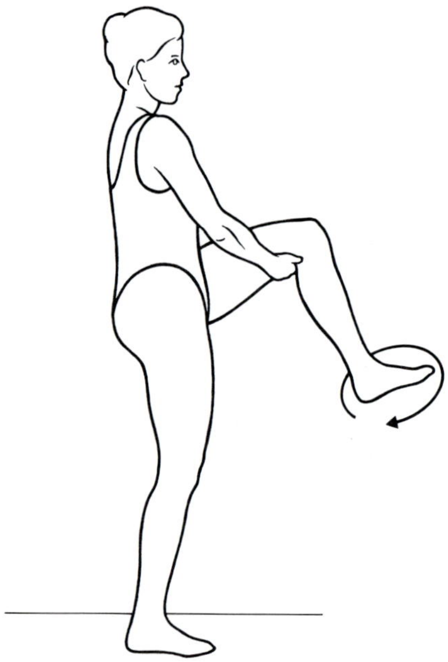

Durchführung
Das andere Bein wird unter dem Oberschenkel beidhändig umfaßt, Knie ist angewinkelt. Es soll mit dem Fuß im Fußgelenk gekreist werden. Förderung der Standfestigkeit und des Zusammenspiels der Muskulatur unterstützt die Hüfte und den ganzen Rücken! Beidseitig üben!

Übungen für Hüftgelenke und Bauchmuskulatur

ÜBUNG 1

Ausgangsstellung
Rückenlage

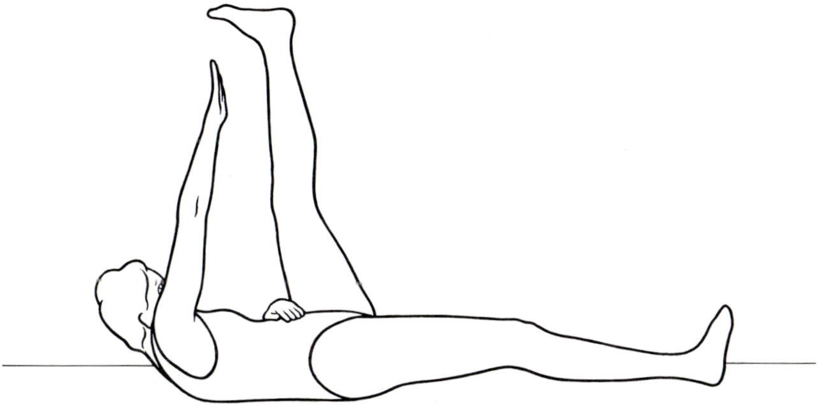

Durchführung
Die linke Hand auf den Bauch legen, das linke Bein gestreckt hochheben und mit der rechten Hand berühren, mehrmals hintereinander üben, dann umgekehrt.

ÜBUNG 2

Ausgangsstellung
Rückenlage

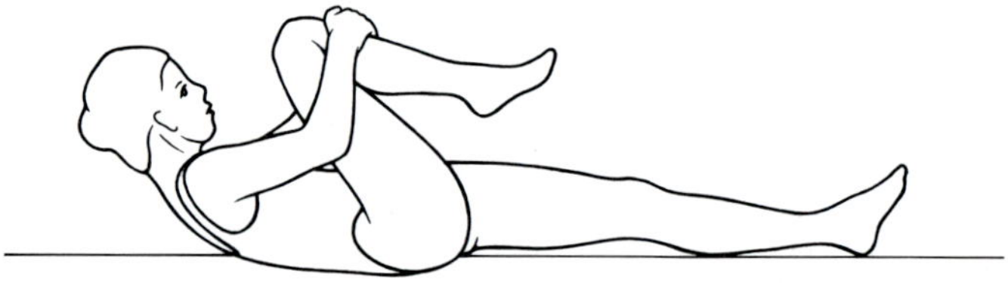

Durchführung
Das rechte Bein anziehen und mit beiden Händen den Unterschenkel dicht unterhalb des Knies umfassen und zur linken Schulter ziehen, mehrmals hintereinander, Übung links wiederholen.

Übung für Rücken- und Bauchmuskulatur

ÜBUNG

Ausgangsstellung

Aufrecht an eine Wand stellen und die Hände auf die Hüften legen.

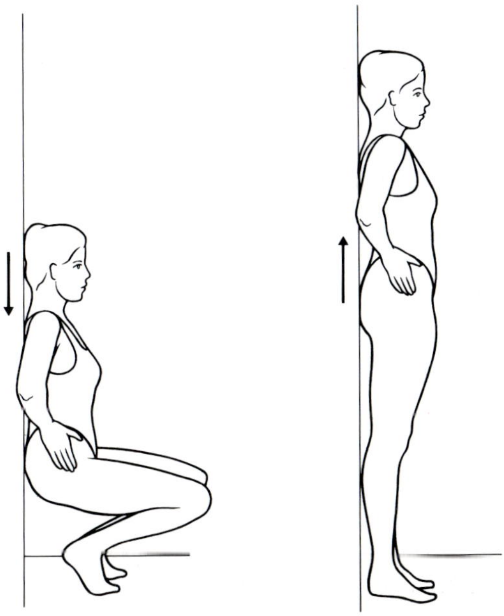

Durchführung

Beugen Sie nun langsam die Knie mit leicht gespreizten Beinen. Der Rücken gleitet dabei an der Wand entlang von oben nach unten. Gehen Sie langsam in die Hocke. Dann wieder aufstehen, ohne daß Rücken oder Hinterkopf den Kontakt mit der Wand verlieren.

Anzahl

5–10mal

Übung für Hüftgelenke und Lendenwirbelsäule

ÜBUNG

Ausgangsstellung

Rückenlage, die Arme seitlich wegstreckend

Durchführung

a) Das linke Bein gestreckt ganz hochheben und in einer weiten Bewegung über das rechte Bein hinweg zum Boden führen und dabei den Kopf in die entgegengesetzte Richtung drehen. In die Ausgangsstellung genauso zurückkehren. Die Übung wird beidseitig und mehrmals hintereinander geübt.

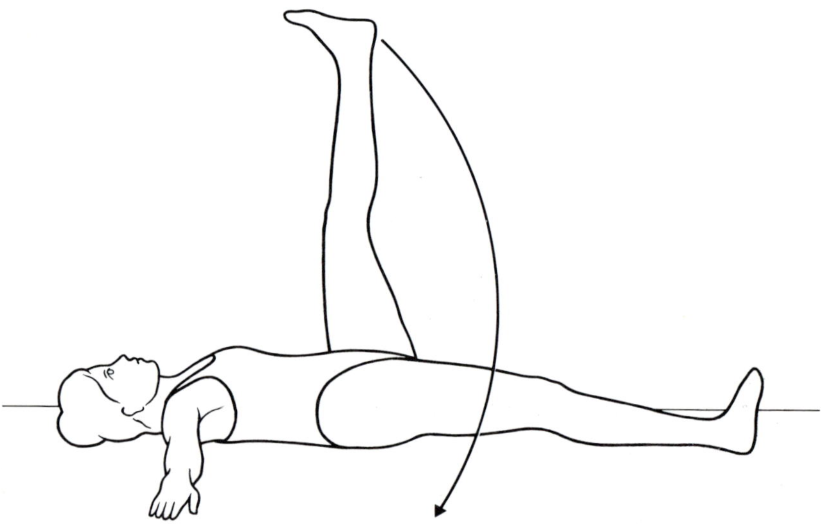

b) Übung mit gebeugtem Knie durchführen und dann auf der Seite den Boden mit dem Knie berühren.

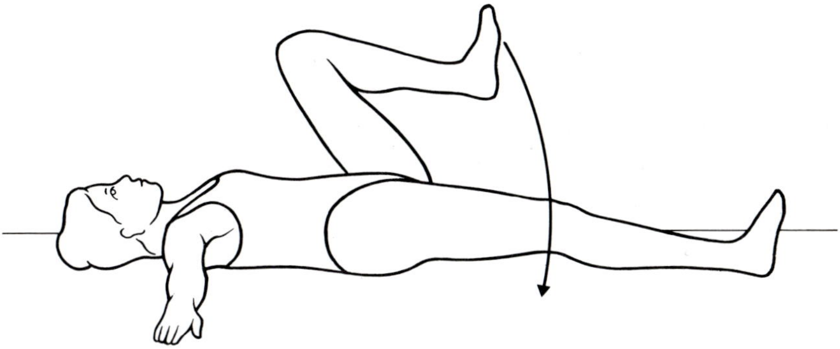

c) Beide Knie gleichzeitig beugen und langsam zur rechten und linken Seite sinken lassen und dabei jeweils den Kopf entgegengesetzt drehen.

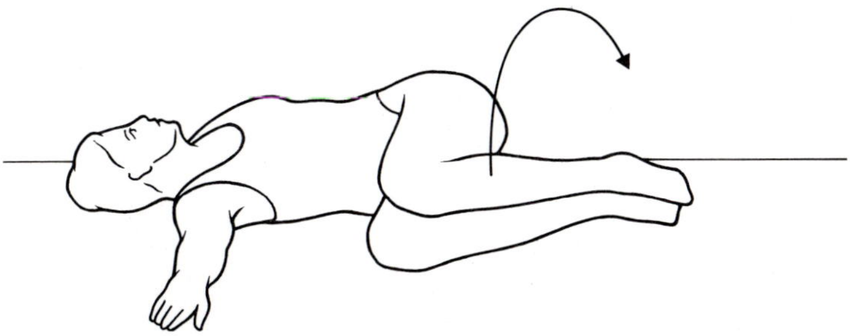

Übungen für die Bauchmuskulatur

Zielsetzung

Kräftigung der geraden und seitlichen Bauchmuskulatur, Aktivierung wenig in Anspruch genommener und gering ausgebildeter Muskelgruppen zur Stabilisierung der Wirbelsäule und Verbesserung der Bauchstoffwechselverhältnisse. Training für die Wirbelsäule.

ÜBUNG 1

Ausgangsstellung

Rückenlage

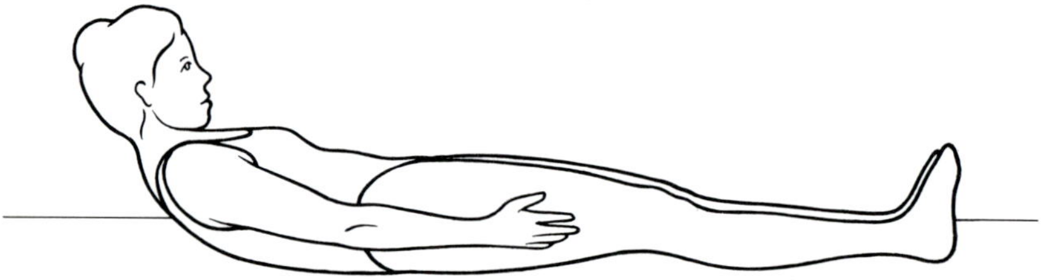

Durchführung

Die Hände liegen seitlich am Oberschenkel, und der Oberkörper soll sich aufrichten, wobei die Fersen auf dem Boden bleiben.

Übungen für die Bauchmuskulatur

ÜBUNG 2

Ausgangsstellung

Rückenlage, angewinkelte Knie, die Füße stehen auf.

Durchführung

a) Die rechte Hand in den Nacken legen und mit der linken Hand zum gegenüberliegenden Knie greifen, mehrmals hintereinander, dann in umgekehrter Reihenfolge.

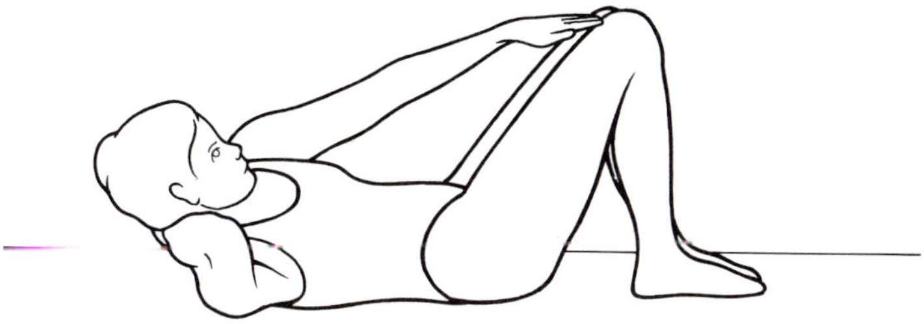

b) Die linke Hand in den Nacken legen und mit der rechten Hand zur rechten Ferse greifen, mehrmals hintereinander. Dann auf der anderen Seite üben.

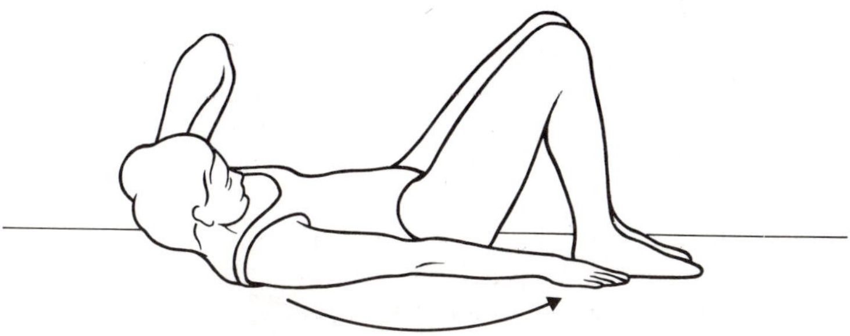

Übung für Bauchmuskulatur und Lendenwirbelsäule

ÜBUNG

Ausgangsstellung
Rückenlage

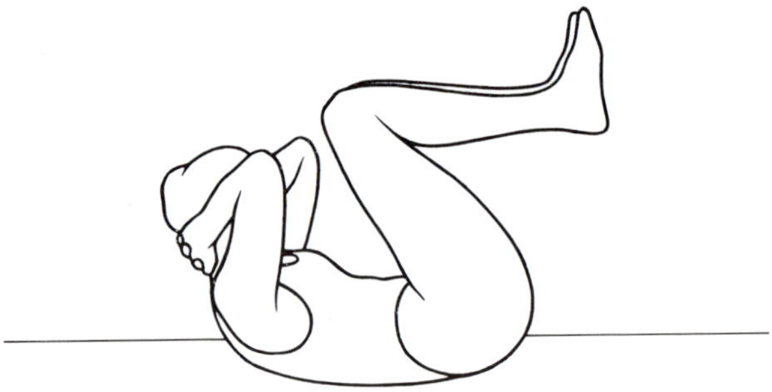

Durchführung
Beide Hände im Nacken verschränken, beide Beine in den Hüften beugen, die Unterschenkel in die Waagerechte bringen und mit dem Oberkörper hoch kommen, bis sich Knie und Ellenbogen begegnen.

Übung für die Gesamtkoordination

Zielsetzung
Verbesserung des Zusammenspiels von Muskeln und Gehirn.

ÜBUNG

Ausgangsstellung
Stehen auf einem Bein

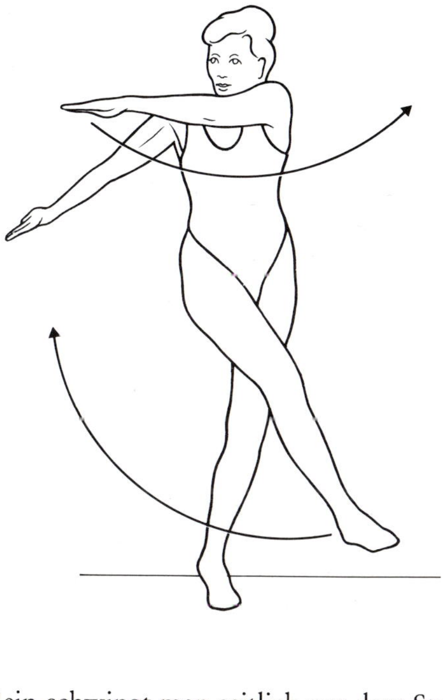

Durchführung
Mit dem anderen Bein schwingt man seitlich vor dem Standbein vor- und rückwärts, während beide Arme entgegengesetzt mitschwingen. Die Übung wird beidseitig durchgeführt und entspricht etwa dem Bewegungsablauf beim Fußball, nach dem Ball zu treten.

Gymnastik für Autofahrer

Zielsetzung

Abbau von Ermüdungserscheinungen bei langen Autofahrten wegen Verkrampfungen und Mangeldurchblutung. Lockerung von Verspannungen, Dehnung versteifter Muskulatur, Förderung der Atemtiefe, Anregung der Kopfdurchblutung für bessere Konzentration.

ÜBUNG 1

Ausgangsstellung

Freier Stand mit etwas Platz zum Armschwingen

Durchführung

Beidbeinig im Wechselschritt auf der Stelle springen und mit entgegengesetzter Armbewegung hoch mitschwingen.

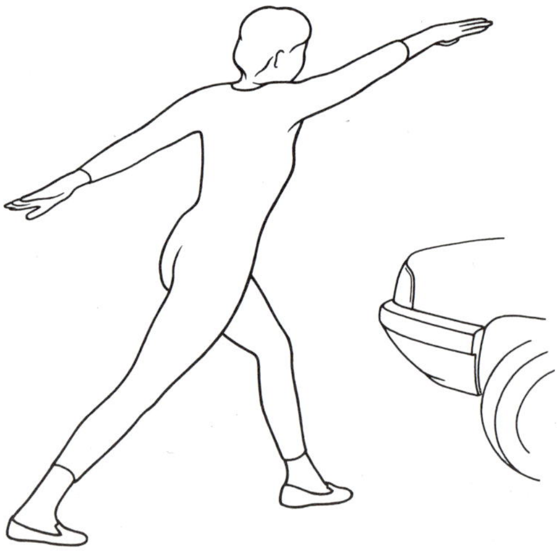

Anzahl

ca. 20–30mal

ÜBUNG 2

Ausgangsstellung

Ein Fuß auf einem hohen Gegenstand (Parkbank, Betonkübel, Autostoßstange, evtl. Bordstein) ruhend

Durchführung

Abwechselnd mit dem linken und dem rechten Bein springen und jeweils den anderen Fuß auf die Erhöhung stellen. Die Übung geschieht in ganz schnellem Wechsel, soll mit schwungvollen Armbewegungen durchgeführt werden und von tiefer Atmung begleitet sein.

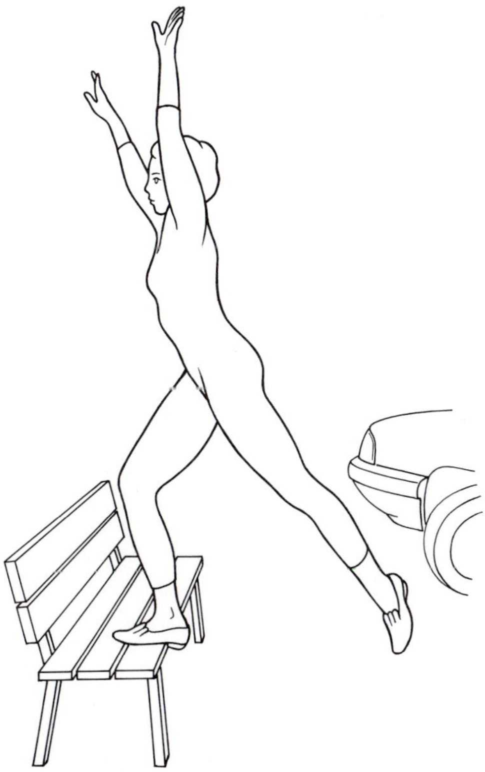

Anzahl

ca. 20–30mal.

ÜBUNG 3

Ausgangsstellung

Stehen an der geöffneten Autotür, Hände schulterbreit auf dem oberen Türrahmen

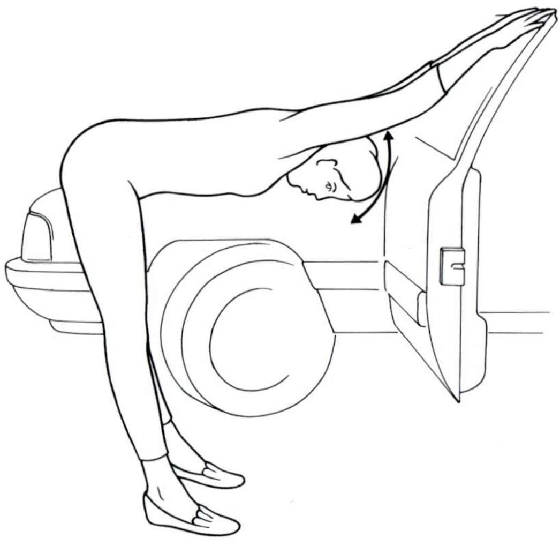

Durchführung

Den Oberkörper nach vorne beugen und dabei die Schultergelenke dehnen, die obere Wirbelsäule neigt sich bis in die Waagerechte. In dieser Stellung den Kopf langsam heben und senken, mehrmals hintereinander.

Anzahl

ca. 10–15mal

ÜBUNG 4

Ausgangsstellung

Einen Fuß auf das Trittbrett stellen, Hände auf den Oberschenkel legen.

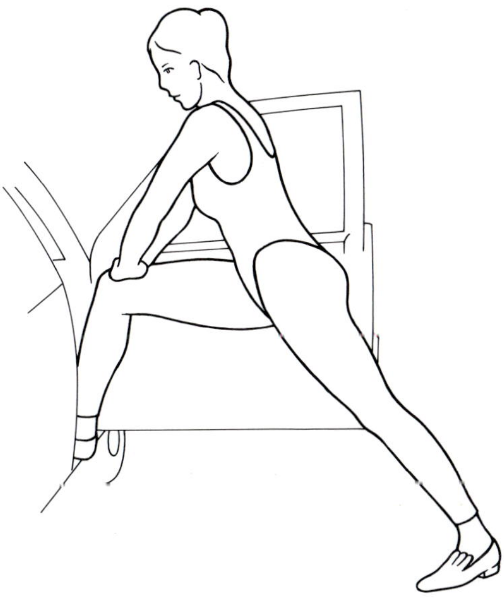

Durchführung

Das aufgesetzte Bein vor- und zurück strecken.

Anzahl

15-20mal pro Bein

Spezielle Kräftigungsübung

ÜBUNG

Muskelgruppe
Schulter-Nackenmuskulatur

Ausgangsstellung
Stehend oder sitzend mit aufrechtem Rücken

Durchführung
Es wird jeweils gegen den Kopf – der hier den Widerstand darstellt – gedrückt, aber nicht so stark, daß er seine Stellung verändert.

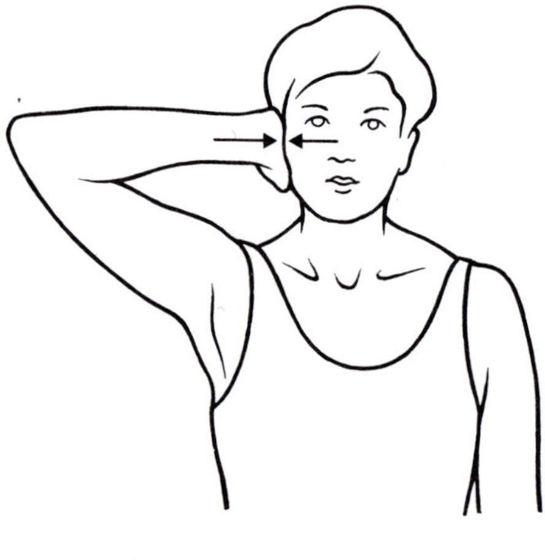

a) Erst mit der einen Hand in Höhe des Ohres sechs Sekunden lang drükken, mehrmals hintereinander, dann auf der anderen Seite.

b) Mit ineinander verschränkten Händen gegen die Stirn,

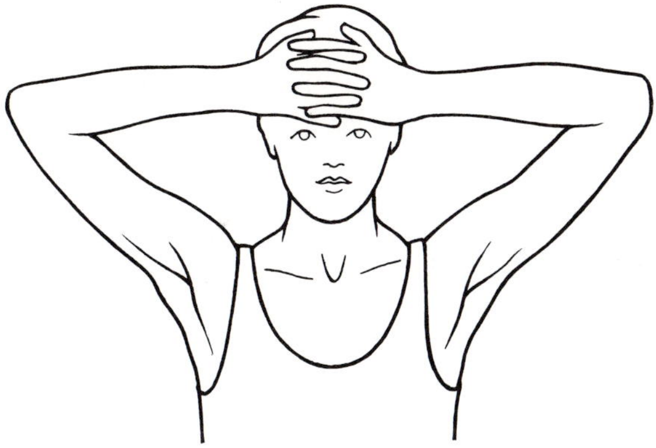

c) mit einander verschränkten Händen oder mit einem zwischen beiden Händen gespannten Handtuch gegen den Hinterkopf drücken, mehrmals hintereinander ca. sechs Sekunden lang.

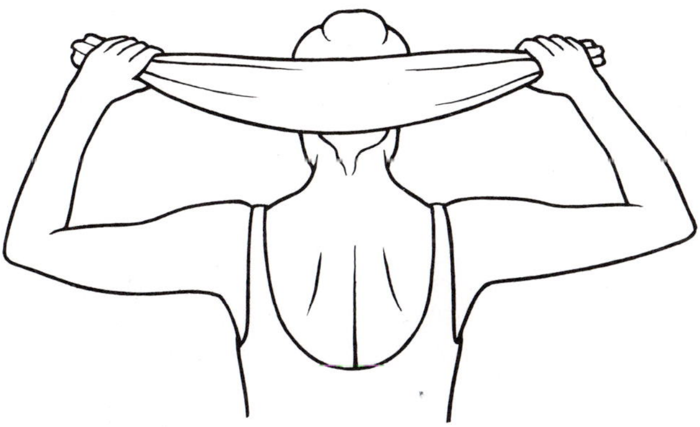

Anzahl
je 4mal

Spezielle Dehnungsübungen

Zielsetzung

Entspannung, Lockerung und Entkrampfung von einzelnen Muskelgruppen. Die Übungselemente Dehnung, Anspannung, Entlastung beseitigen manchmal sofort, sonst bei regelmäßiger Übung Muskelverspannungen oder Verkürzungen.

ÜBUNG 1

Muskelgruppe

Oberschenkelstreckseite

Ausgangsstellung

Stand auf einem Bein. Der andere Unterschenkel ist angewinkelt, mit der Hand hält man den Fuß am Fußgelenk. Mit der anderen Hand hält man sich fest oder stützt sich an der Wand ab.

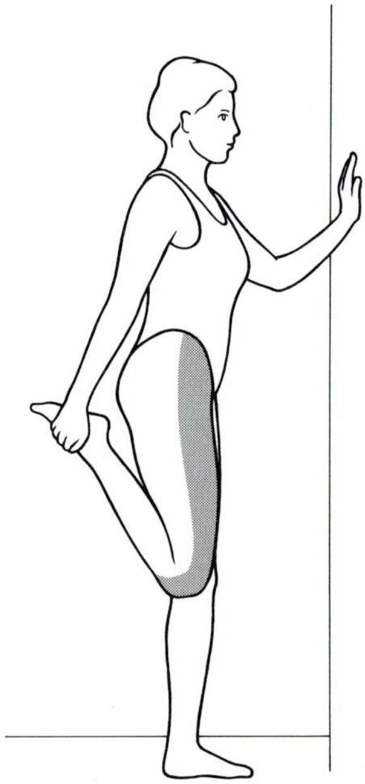

Durchführung

Der Unterschenkel wird am Fußgelenk zum Gesäß gezogen, bis die Oberschenkelmuskulatur maximal gedehnt ist. Die maximale Spannung ca. sechs Sekunden lang halten, nicht etwa federn.
Die Übung wird mehrmals hintereinander erst auf einer Seite, dann auf der anderen durchgeführt.

Anzahl

ca. 4mal

ÜBUNG 2

Muskelgruppe
Wadenmuskulatur

Ausgangsstellung
Mit beiden Händen an einer Wand abgestützt ca. einen halben Meter von der Wand entfernt stehend

Durchführung
Einen Fuß nach vorn setzen, hinteres Bein durchstrecken und Ferse dabei nicht vom Boden abheben.
Vorderes Bein so weit anwinkeln, bis in der hinteren Wade deutlich Spannung zu spüren ist.
Maximale Spannung ca. sechs Sekunden lang halten, nicht etwa wippen.
Die Übung wird zunächst mehrmals auf der einen Seite, dann auf der anderen Seite durchgeführt.

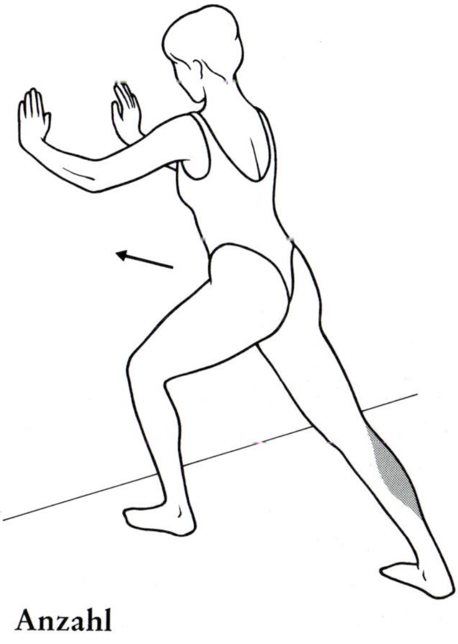

Anzahl
ca. 4mal

ÜBUNG 3

Muskelgruppe
Beinbeugeseite

Ausgangsstellung
Liegen im Türdurchgang, ein Bein senkrecht in der Luft am Türrahmen abgestützt und mit der gleichen Gesäßhälfte ebenfalls Kontakt am Türrahmen

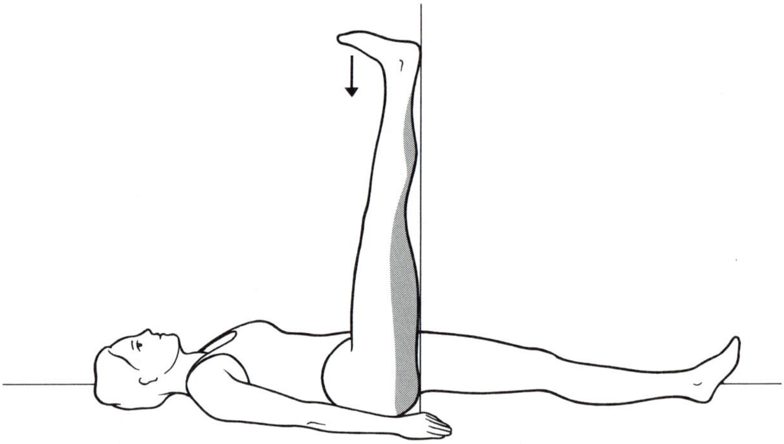

Durchführung
Den oberen Fuß kräftig anziehen und unter maximaler Spannung ca. sechs Sekunden lang halten. Die Übung wird mehrmals auf der einen, dann erst auf der anderen Seite durchgeführt.

Anzahl
ca. 4mal auf jeder Seite

Spezielle Dehnungsübungen

ÜBUNG 4

Muskelgruppe

Großer Brustmuskel

Ausgangsstellung

Stabiler Stand in der Tür, Hand in Schulter- bis Kopfhöhe außen am Türrahmen. Ein Wandvorsprung ist ebenso geeignet.

Durchführung

Einen halben Schritt nach vorn treten und gegen die Wand oder den Türrahmen in Richtung nach vorne kräftig andrücken und ca. sechs Sekunden lang halten, mehrmals hintereinander.
Dann auf der anderen Seite üben.

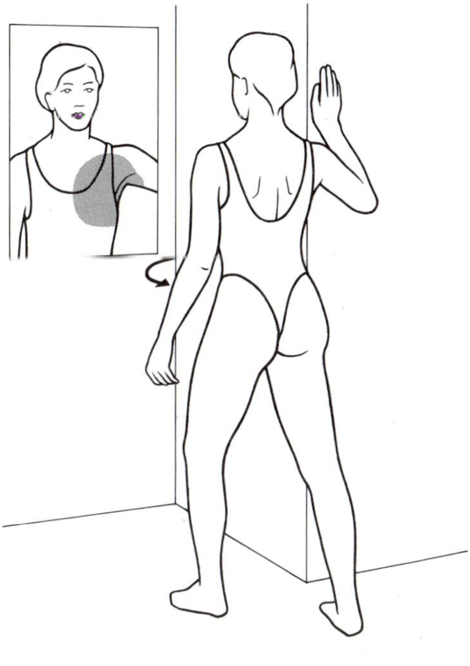

Anzahl

ca. 4mal für jede Seite

ÜBUNG 5

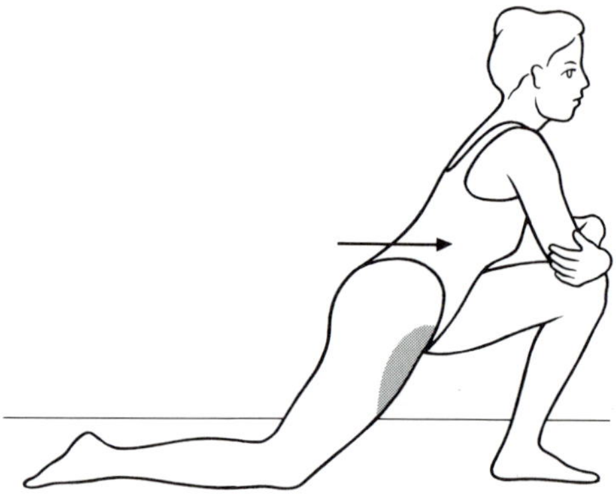

Muskelgruppe
Leiste, Oberschenkel

Ausgangsstellung
Aus dem Stand heraus.

Durchführung
Beginnend mit einem weiten Vorwärtsschritt, stützt man sich auf dem angewinkelten Knie mit den Ellenbogen ab und versucht aus dieser Haltung heraus den Beckengürtel nach vorne hin zu verlagern. Die auftretende Spannung in Leiste und Oberschenkel wird ca. sechs Sekunden lang aufrecht erhalten. Die Übung wird mehrmals hintereinander durchgeführt und dann auf der anderen Seite wiederholt.

Anzahl
4mal für jede Seite

Hinweis:
Es gibt eine Variante aus dem Sitzen heraus für Kniebeschädigte: seitlich auf der Stuhlkante sitzend, eine Gesäßhälfte über die Stuhlkante hinaus. Das Bein auf der freien Gesäßseite wird nach hinten genommen und das Becken aufgerichtet, auf dem Sitz langsam nach vorne gleitend entsteht die Spannung in Leiste und Oberschenkel.

Übung für Muskeln, Herz und Kreislauf

ÜBUNG

Radfahren? – Ja, aber richtig. Bewegung mit wenig Belastung. – Am besten Standfahrt im Haus.

Ausgangsstellung

Verteilung des Körpergewichts auf den Sattel und Lenker, was zu einer Entlastung der Wirbelsäule führt. Es läßt sich auch noch bei vorhandenen Knie- und Hüftverschleißerscheinungen gut durchführen.

Durchführung

Ein Fahrrad muß über gute Verstellmöglichkeiten für Sattel und Lenker verfügen. **Die Reifen sollten nicht zu hart aufgepumpt sein,** damit die Erschütterungen beim Fahren nicht auf den Körper übertragen werden.
Der tiefe Rennlenker ist nicht zu empfehlen!

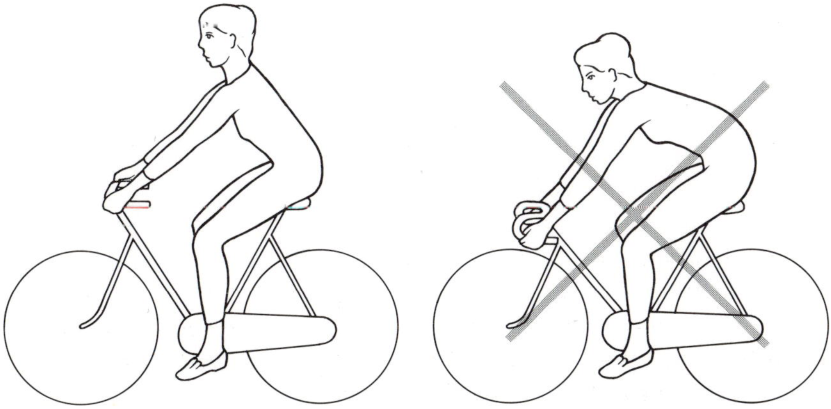

Übung für Beweglichkeit der Gelenke und Stärkung der Muskulatur

ÜBUNG

Schwimmen ja, aber richtig.
Besonders empfehlenswert ist das Rückenschwimmen. Es bringt für die Halswirbelsäule den Vorteil der ständigen Umspülung mit warmem Wasser und eine bessere Haltung.

Ausgangsstellung
Rückenlage

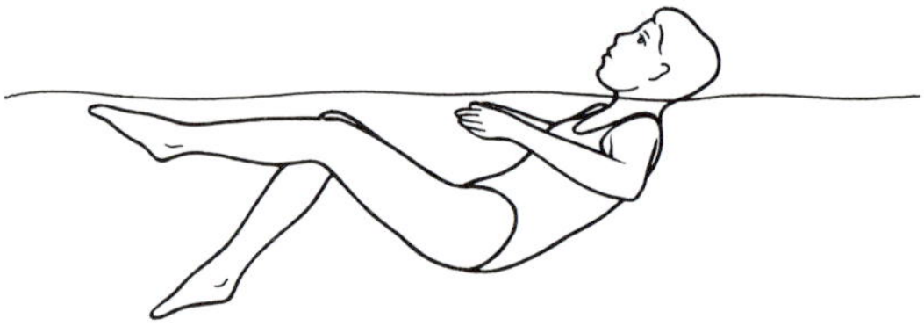

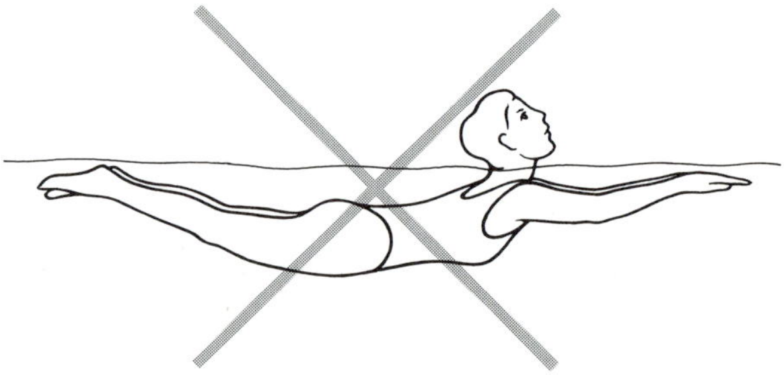

Durchführung
Möglichst nur im warmen Wasser schwimmen, Kopf leicht nach vorne geneigt, die Hüften und Knie leicht anwinkeln, so daß der Rücken durchhängt. Mit den Armen Paddelbewegungen durchführen und so langsam schwimmen, daß man sich gerade gut über Wasser hält.

Häufige Fehler im Alltag

Richtiges Bücken und Aufstehen sind ebenso wie richtiges Hinlegen und Aufstehen Voraussetzungen für die Vermeidung von Rückenschmerzen.

Morgens muß besonders auf die richtige Belastung der Wirbelsäule geachtet werden.

Richtiges Aufstehen und Hinlegen

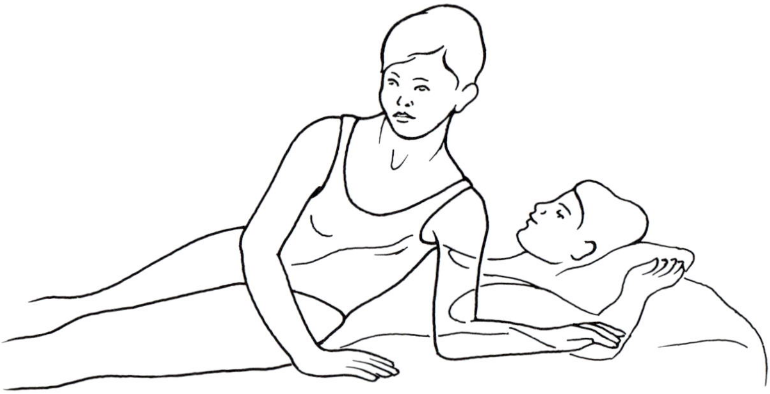

Erst von der Rückenlage auf die Seite rollen, dann seitlich aufstehen und einen Moment sitzen bleiben.

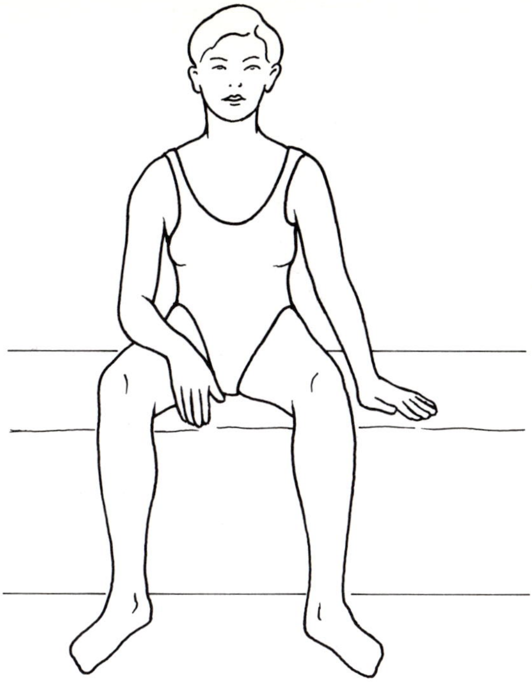

Erst anschließend ganz aufstehen.

Falsches Bettenmachen

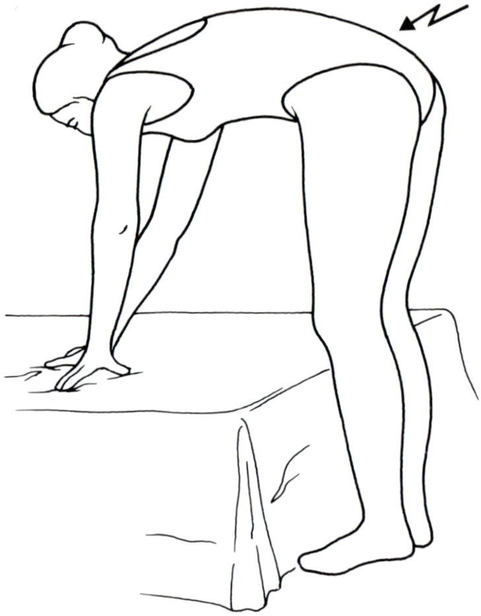

Hier wird die Wirbelsäule ungünstig belastet. Zuviel Druck wird auf Bandscheibe und Kleinwirbelgelenke ausgeübt. Weiterhin ist die Halswirbelsäule überstreckt, und die Nackenmuskulatur verkrampft sich.

Richtiges Bettenmachen

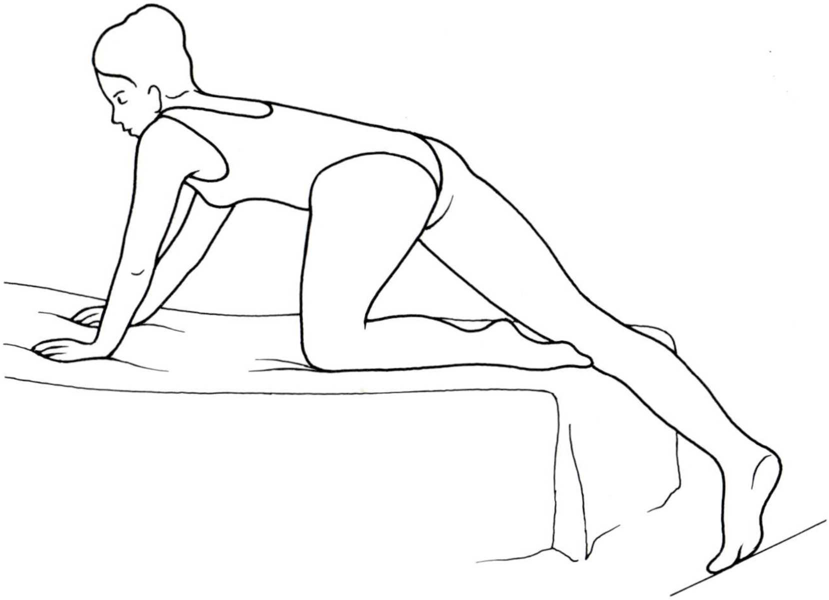

Betten sind in der Regel zu niedrig und nicht immer von allen Seiten zu erreichen.

Aufgrund der Höhe und Breite der Betten muß man sich stark bükken, was eine besondere Belastung für die Wirbelsäule darstellt.

Eine einfache Entlastungsmöglichkeit besteht darin, daß man das Knie auf das Bett stützt. Jetzt erfolgt die Beugung im Hüftgelenk, und die Wirbelsäule wird geschont.

Vierfüßlerstand.

Falsches Lastenheben

Hier werden die häufigsten Fehler beim Heben von schweren Gegenständen gezeigt.

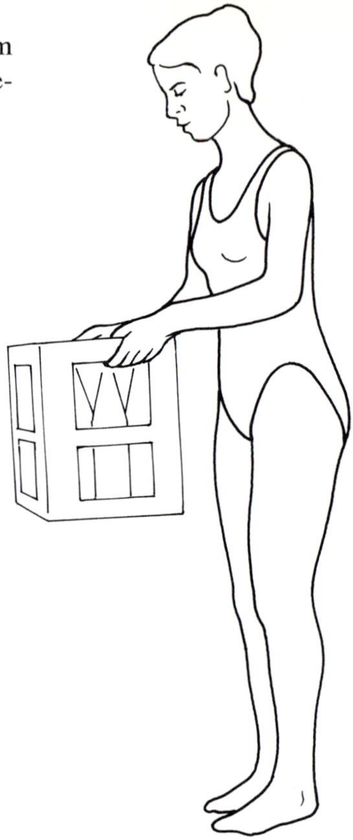

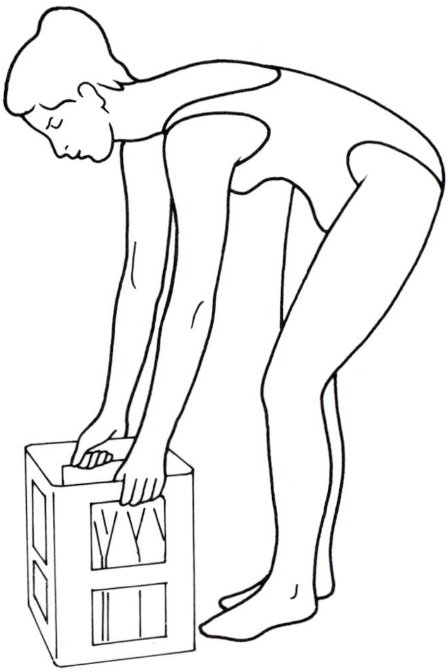

Niemals Gegenstände gebeugt und vom Körper entfernt tragen. Hier besteht die Gefahr eines Hexenschusses.

Hinweis: Siehe Seite 20!

Richtiges Lastenheben

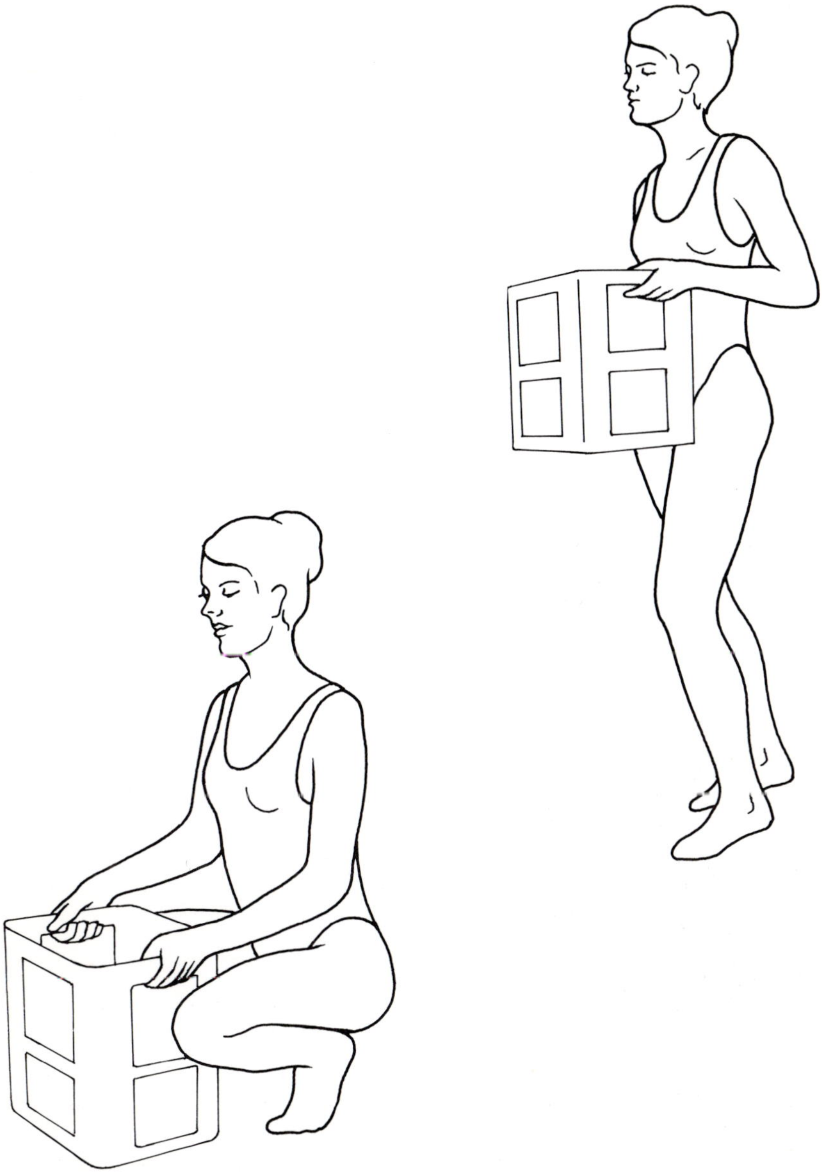

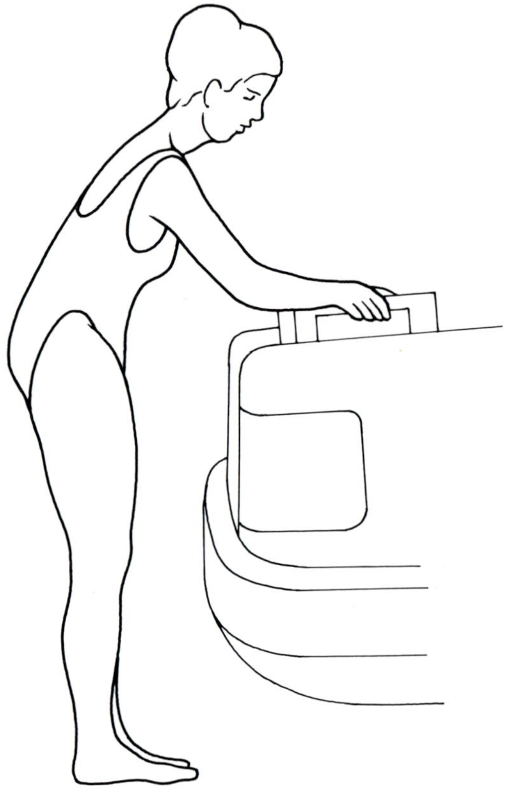

So würde ein Gewichtheber niemals Lasten heben.

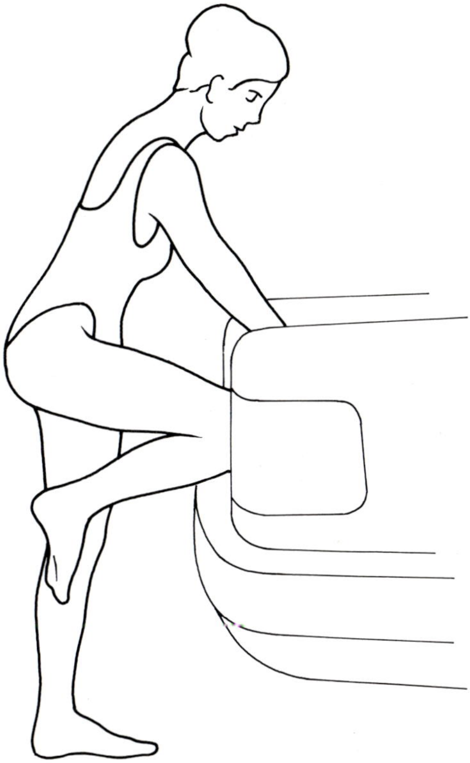

Nie ohne Abstützen den Kofferraum be- oder entladen.
Nutzen Sie jede Abstützmöglichkeit.

Entlastungshaltung beim Sitzen und Schreiben

Das obere Bild zeigt die Möglichkeit, die Wirbelsäule durch einen Sitzkeil zu verändern bei gleichzeitiger guter Abstützung durch die Unterarme.

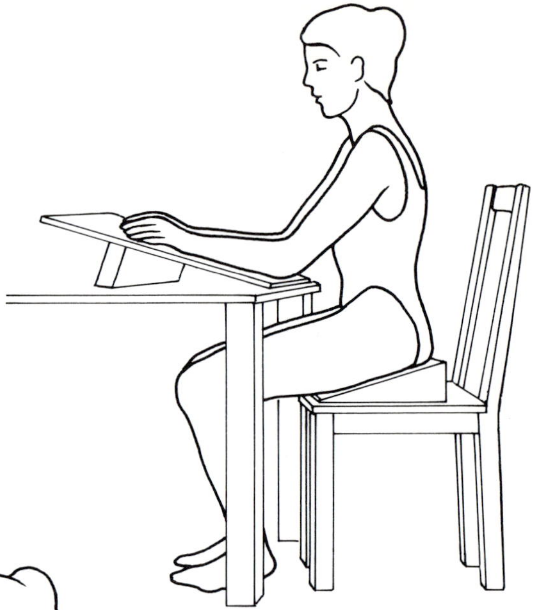

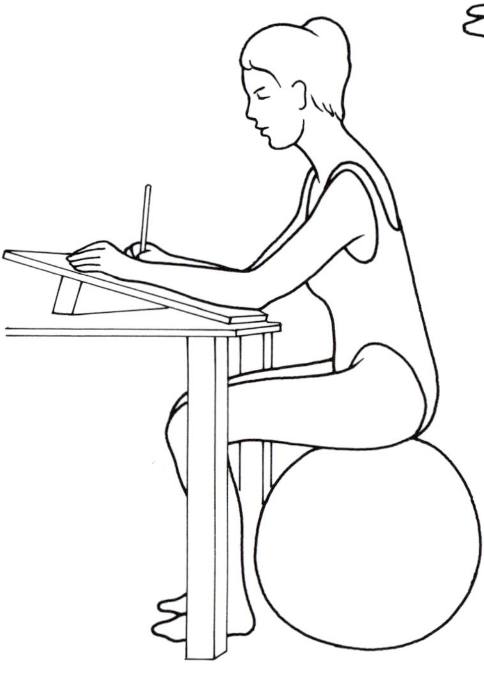

Die untere Abbildung zeigt eine andere Sitzvariante. Auf dem Gymnastikball wird die Sitzfläche ständig kontrolliert, bei gleichzeitiger Federung, was sehr gut ist, da die Muskulatur gut aktiviert wird. So vermeidet man eine zu schnelle Ermüdung des Rückens.

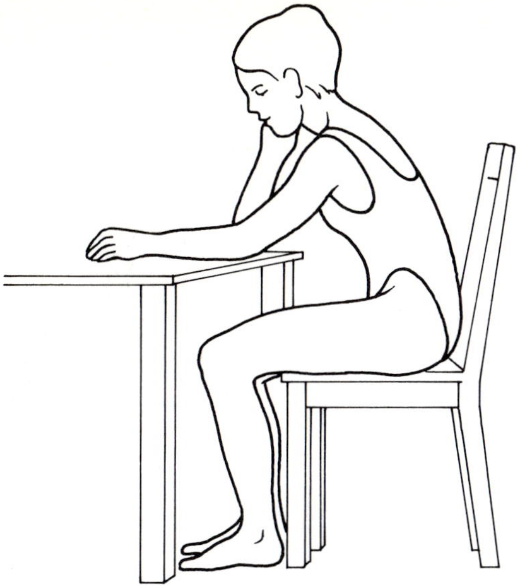

Die Abbildung zeigt eine Sitzvariante, bei der der Oberkörper und der Kopf von den Unterarmen unterstützt wird.

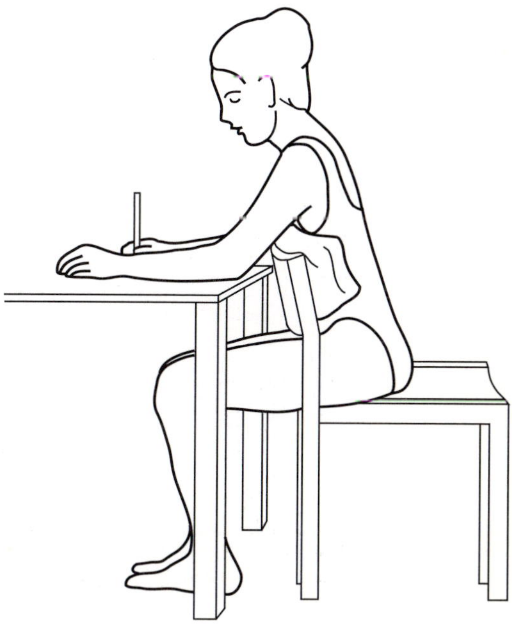

Das Bild zeigt eine Möglichkeit, den Rükken zu entlasten.

Die Stuhllehne wird nach vorne gerichtet und unterstützt bei gleichzeitigem Unterlegen von einem Kissen die Brust.

Die Abbildung zeigt eine Sitzmöglichkeit am Schreibtisch.

Der Oberkörper wird mit den Unterarmen und einem Kissen an der Tischkante abgestützt.

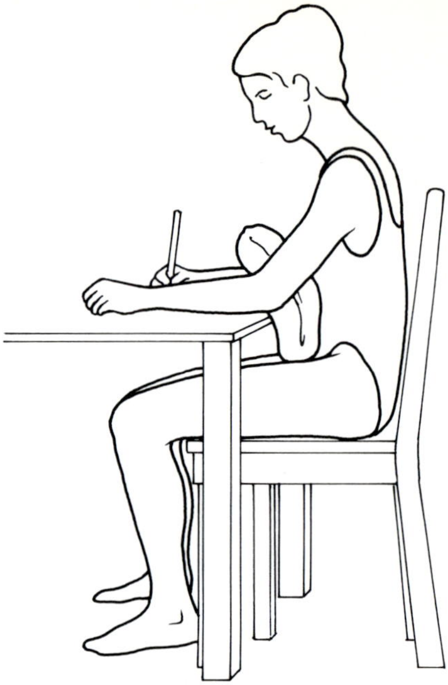

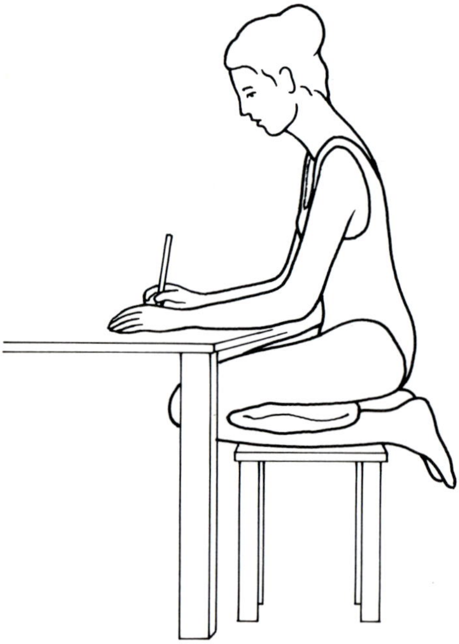

Sitzmöglichkeit auf einem Hocker:

Kissen zwischen Gesäß und Unterschenkel bei gleichzeitiger Abstützung auf den Unterarmen.

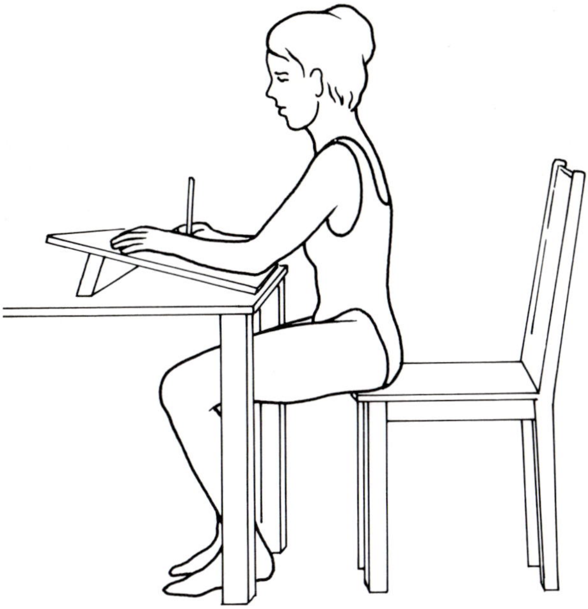

Hier sorgt eine schräge Arbeitsplatte für eine Blickveränderung und bessere Aufrichtung der Halsmuskulatur.

Gleichzeitig sitzt man auf der vorderen Stuhlkante und bewirkt so eine Kippung des Beckens nach vorne, was eine Aufrichtung der Wirbelsäule bewirkt.